# LE TRAITEMENT
# DE LA SYPHILIS

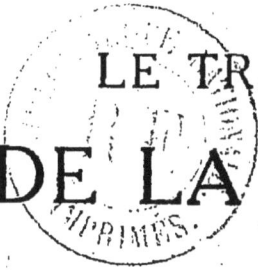

# LE TRAITEMENT
# DE LA SYPHILIS

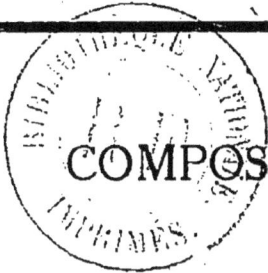

## PAR LES
## COMPOSÉS ARSENICAUX

PAR LE

### Dr LACAPÈRE
Ancien chef de clinique à l'hôpital Saint-Louis,
Médecin de Saint-Lazare.

AVEC LA COLLABORATION DU
### Dr CH. LAURENT
Médecin des hôpitaux de Saint-Étienne.

***

2e ÉDITION
Revue et augmentée.

***

MASSON ET Cie, ÉDITEURS
LIBRAIRES DE L'ACADÉMIE DE MÉDECINE
120, BOULEVARD SAINT-GERMAIN, PARIS (VIe)
1920

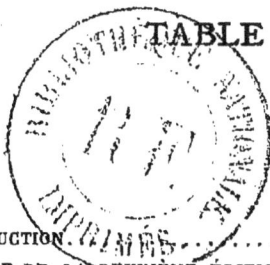

# TABLE ANALYTIQUE

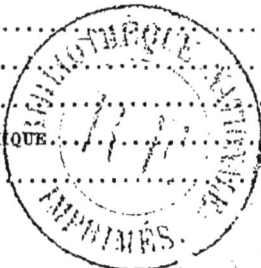

# PRÉFACE DE LA DEUXIÈME ÉDITION

La première édition de ce volume, parue pendant la guerre, marque une étape dans le traitement de la syphilis : sur l'avis de conseillers techniques choisis parmi les spécialistes les plus réputés, le Service de Santé militaire venait d'adopter officiellement l'emploi des composés arsenicaux.

Cette décision permit à de nombreux praticiens de constater par eux-mêmes les effets de cette médication sur les innombrables syphilitiques hospitalisés dans les centres vénéréologiques. Ainsi documentés, la plupart d'entre eux restèrent fidèles à ces méthodes dont l'efficacité s'est montrée incontestablement supérieure à celle des anciens traitements.

Depuis 1918, les grandes lignes du traitement arsenical de la syphilis sont demeurées les mêmes, mais quelques points de détail se sont précisés. Le traitement préventif appliqué pendant la période d'incubation du chancre, dont j'avais parlé déjà dans la première édition, le traitement des syphilis nerveuses sont des questions à l'ordre du jour. Des composés nouveaux ont été mis en circulation et doivent être étudiés ici. En un mot, le traitement arsenical de la syphilis se perfectionne de jour en jour et il est nécessaire de résumer fréquemment les progrès accomplis pour permettre à tous les praticiens de concevoir et d'appliquer le traitement d'une affection dont les manifestations représentent une part importante de la pathologie.

D<sup>r</sup> LACAPÈRE.

1

# LE TRAITEMENT
# DE LA SYPHILIS

## INTRODUCTION

Le traitement de la syphilis doit aujourd'hui viser un double but : guérir tout d'abord les accidents en évolution, empêcher ensuite les récidives.

Les accidents spécifiques ne sont en effet que les manifestations extérieures de l'infection par le tréponème. Celui qui se borne à les faire disparaître sans s'attaquer à leur cause, c'est-à-dire sans s'efforcer de détruire la totalité des microorganismes qui infestent l'économie, laisse le malade qu'il traite exposé à toutes les récidives, à toutes les séquelles tardives de l'infection syphilitique. Ces séquelles, ces accidents tardifs provenant des modifications profondes causées à l'organisme humain par l'action prolongée du virus syphilitique, nous sont encore mal connus. Mais peu à peu notre ignorance se dissipe et le domaine de la syphilis se révèle de jour en jour plus étendu.

En dehors des lésions primaires, secondaires, tertiaires, on commence à connaître toute une série de phénomènes tardifs dont les rapports avec la syphilis étaient autrefois méconnus.

Depuis les travaux de Fournier, l'origine syphilitique du tabes et de la paralysie générale est indiscutée ; mais, à côté du tabes et de la paralysie générale, il existe toute une série d'accidents à échéance lointaine qui, eux aussi, relèvent de cette infection chronique. L'aortite, la myocardite sont souvent imputables à la syphilis ; l'hémorragie cérébrale, le ramollissement cérébral ont fréquemment la même origine. Et, en dehors de ces lésions dont nous soupçonnons aujourd'hui la cause, il existe une foule d'autres accidents que, dans notre ignorance, nous ne rattachons pas à la syphilis. Ces accidents peuvent se préparer silencieusement, si le traitement de l'affection n'est pas poussé assez loin pour que le tréponème puisse être considéré comme complètement détruit. C'est encore l'insuffisance du traitement de la syphilis des parents qui préparera la naissance d'enfants entachés d'hérédo-syphilis. Pousser le traitement jusqu'à la guérison complète de l'infection, c'est donc réaliser, en même temps que la cure des accidents, la protection des individus sains que menace la contagion et celle des enfants que menace la syphilis héréditaire, c'est faire la prophylaxie de la syphilis acquise et de l'hérédo-syphilis.

Ce qui nous manque encore, c'est la preuve absolue que la guérison réelle, parfaite, est obtenue, c'est-à-dire la preuve que les tréponèmes sont détruits en totalité. Cependant, si cette preuve indiscutable est encore à trouver, les recherches de laboratoire, et en particulier la séro-réaction, nous donnent déjà la *présomption de la guérison.* C'est sur le résultat de ces recherches que nous pouvons actuellement nous appuyer pour suspendre un traitement, pour autoriser le mariage d'un syphilitique.

Rien n'est plus irrégulier que la virulence de la syphilis. Bénigne chez l'un, elle prend chez un autre une exceptionnelle gravité. On ignore encore la cause de ces différences : pour les uns, la syphilis serait moins grave lorsqu'elle est contractée d'un malade déjà traité ; pour d'autres, dont je partage l'opinion, la différence de virulence dépend du terrain sur lequel évolue l'infection : inoffensive chez certains, peut-être à cause d'une immunité conférée par des ascendants déjà syphilisés, une syphilis contractée à la même source peut prendre chez d'autres une allure maligne.

Pour expliquer la différence de virulence des cas de syphilis, nous en sommes encore réduits à des hypothèses, mais le fait qui reste indiscutable, c'est cette différence de nocivité qui s'observe d'un cas à l'autre. Certains individus, à peine traités quelques semaines par des pilules, restent toute leur vie indemnes d'accidents, tandis que d'autres présentent des récidives fréquentes, malgré des traitements énergiques et prolongés.

Ces différences de virulence se rencontrent dans la syphilis comme dans les autres infections, et il est aussi peu rationnel d'imposer à tous les syphilitiques un traitement identique qu'il serait anormal de traiter pendant le même laps de temps et de la même façon deux typhiques ou deux tuberculeux.

Mais s'il existe dans la tuberculose, dans la fièvre typhoïde, des symptômes généraux qui prouvent que l'infection n'est pas guérie, ce guide clinique nous manque dans la syphilis aussitôt que les accidents ont disparu, et c'est pourquoi les recherches de laboratoire ont ici un intérêt de tout premier ordre.

Avant de connaître la séro-réaction, le traitement se poursuivait à l'aveugle. Ceux qui voulaient, avec Fournier, protéger leurs malades contre les accidents à venir, continuaient la médication mercurielle pendant quatre années, période au delà de laquelle les accidents tertiaires deviennent rares. Cette méthode univoque ne tenait aucun compte des différences de virulence de l'infection ni des accidents tardifs tels que le tabes, l'aortite, etc., mais cette méthode uniforme était parfaitement justifiée, car, une fois les lésions disparues, rien ne pouvait avertir le médecin que la cure, plus que suffisante chez l'un, était incapable de protéger un autre malade contre les manifestations tardives de sa maladie.

Ce guide qui nous manquait, nous le trouvons aujourd'hui, je le répète, dans les épreuves de laboratoire, et ce sont elles qui nous permettent de graduer la thérapeutique suivant la virulence de l'infection ; aussi doit-on leur réserver une place importante dans un ouvrage comme celui-ci. Tout ce qui concerne le laboratoire est exposé plus loin aussi clairement que possible, afin que le sérologiste, comme le médecin traitant, puisse avoir sous les yeux un guide pratique.

Toute la partie technique de la réaction de Wassermann, de l'examen du liquide céphalo-rachidien est due à mon collègue et ami le D$^r$ Laurent, médecin des hôpitaux de Saint-Étienne ; c'est l'exposé simple et précis des méthodes de recherche que nous avons utilisées quotidiennement pendant notre longue collaboration.

J'étudierai donc dans ce travail la valeur comparative des divers médicaments antisyphilitiques et les raisons qui militent en faveur de l'emploi des préparations arsenicales, puis j'établirai les règles générales du traitement, les recherches qui doivent en guider l'application, et enfin j'exposerai la thérapeutique particulière à chaque période de la syphilis.

# CHAPITRE I

# VALEUR COMPARÉE
## DES DIFFÉRENTES MÉDICATIONS
## ANTISYPHILITIQUES

Avant 1905, on peut dire que le mercure et l'iodure de potassium étaient les seuls médicaments employés dans la cure de la syphilis. Les sels arsenicaux organiques étaient à peine connus. Le cacodylate de soude avait été essayé par Danlos dans le traitement de la syphilis, puis abandonné comme inefficace.

L'*Atoxyl*, déjà employé avec succès dans le traitement de la trypanosomiase, avait été expérimenté par Salmon comme antisyphilitique, mais bientôt abandonné malgré son activité, à cause des névrites optiques suivies de cécité qu'il déterminait fréquemment.

L'*Hectine*, préparée par Mouneyrat, fut le premier composé arsenical organique qui pût être employé sans danger dans la cure de la syphilis. Mais son efficacité était trop faible encore pour qu'elle supplantât le traitement par le mercure, et les meilleurs résultats furent alors obtenus par l'association des injections locales d'hectine dans la région du chancre et des injections intraveineuses mercurielles (Hallopeau et Fouquet).

En 1910, Ehrlich publiait son mémoire sur la chimiothérapie des spirilloses et le *dichlorhydrate de dioxydiamidoarsénobenzol*, plus connu sous le nom de *606* ou de *Salvarsan*, fit son apparition. D'abord employé en injections intramusculaires, le Salvarsan fut ensuite exclusivement administré en injections intraveineuses, à la fois beaucoup plus efficaces et beaucoup moins douloureuses que les premières.

Les difficultés de manipulation du Salvarsan amenaient bientôt son inventeur à lui substituer un autre produit, le *dioxydiamidoarsénobenzol monométhylène sulfoxylate de soude*, qu'il désignait sous le nom de *Néosalvarsan* et auquel on donne souvent aussi le nom de *914*.

Enfin un troisième produit fut mis à la disposition des expérimentateurs par Ehrlich, qui lui donna le nom de *Salvarsan-Natrium*, mais ce dernier composé n'était pas au point au moment de la mort de son inventeur, et la fabrication n'en fut pas continuée.

Au moment où la guerre fit abandonner les produits allemands, M. Billon présenta un *Arsénobenzol* et un *Novarsénobenzol* qu'il déclarait chimiquement et biologiquement identiques au Salvarsan et au Néosalvarsan d'Ehrlich.

Partant de l'Arsénobenzol, quelques chimistes préparaient de !nouveaux composés arsenicaux. M. Mouneyrat, ajoutant du phosphore à l'Arsénobenzol, fit paraître le *tétraoxydiphospholétraaminodiarsénobenzène* ou *Galyl*.

M. Danysz, de l'Institut Pasteur de Paris, proposait ensuite l'essai d'un nouveau sel qu'il tirait de l'Arsénobenzol par combinaison de ce produit avec l'Antimoine et l'Argent, le *dioxydiamidoarsénobenzol stibico-argentique* qu'il désignait sous le nom de *102* ou de *Luargol*.

Plus récemment, M. Carrion présentait un *Arsénobenzol* (*Sanar*) et un *Néoarnobenzol* (*Sanar*) très voisins de l'Arsénobenzol et du Novarsénobenzol Billon.

D'autres composés ont fait leur apparition plus récemment encore :

Le *Salvarsan-Cuivre* a été essayé en Allemagne, mais n'a pas été expérimenté en France.

Le *Cupro-Luargol*, combinaison de Luargol et de cuivre, a été présenté par M. Danysz.

Le *Sulfarsénol*, combinaison d'Arsénobenzol et de sulfite acide de soude, vient enfin d'être réalisé par le Dr Lehnhoff-Wyld.

Nous étudierons tous ces composés après avoir dit quelques mots du mercure et de l'iodure de potassium.

## MERCURE ET SELS MERCURIELS

Le mercure a été administré par la bouche, en supposi-toires, en frictions, en injections.

Si l'on prescrit le mercure par **ingestion**, la forme la plus active est certainement la solution de *bichlorure de mercure* au millième (liqueur de Van Swieten) (¹). Cette solution s'absorbe beaucoup mieux que les pilules. Elle se prescrit chez l'adulte à la dose moyenne de 30 grammes par jour, contenant 3 centigrammes de bichlorure de mercure. Dans le traitement de la syphilis héréditaire par le mer-cure, la liqueur de Van Swieten est l'un des médicaments les plus communément utilisés. On pourra prescrire chez l'enfant à traiter, soit dit en passant, des quantités de liqueur correspondant, par kilogramme et par jour, à un demi-milligramme de sublimé. Dans les cas graves, on peut, momentanément, forcer les doses jusqu'à un milli-gramme de sublimé par kilogramme et par jour.

Les pilules sont très inférieures à la solution. Elles s'absorbent mal lorsqu'elles sont sèches, et le malade est souvent obligé de les ramollir avec de la glycérine avant de les avaler, sous peine de les rendre par l'intestin telles qu'elles ont été prises. Les pilules de sublimé (formule de Dupuytren) (²) ou de protoiodure de mercure (formule de Ricord) (³) sont les plus employées. On les prescrit à la dose de deux à trois par jour.

(¹) Liqueur de Van Swieten :
    Bichlorure de mercure.....................    1 gr.
    Eau..........................................  999 gr.
(²) Pilules de Dupuytren :
    Sublimé....................................  0 gr. 01
    Extrait thébaïque..........................  0 gr. 02
    Extrait de chiendent.......................  0 gr. 02
    Poudre de réglisse.........................  q. s.
(³) Pilules de Ricord :
    Protoiodure de mercure.....................  0 gr. 05
    Poudre d'opium.............................  0 gr. 02
    Poudre de réglisse.........................  0 gr. 02
    Miel blanc.................................  q. s.

Toutes ces préparations ont les mêmes défauts. Elles agissent lentement et, si on veut forcer les doses ou prolonger l'emploi du médicament, on voit apparaître des symptômes d'intolérance (stomatite, entérite), qui obligent à en suspendre l'emploi.

Les **suppositoires** ont les mêmes inconvénients que les préparations prises par la bouche.

Les **frictions** sont actives lorsqu'elles sont bien faites, mais elles nécessitent chez l'opérateur une grande habitude, obligent le malade à vivre dans une malpropreté presque constante et entraînent assez rapidement des phénomènes d'intolérance.

Les **injections** représentent la forme la plus active de la médication mercurielle. Le mercure peut s'injecter sous forme de *sels solubles*, de *sels insolubles* ou sous forme de *mercure métallique* éteint dans l'huile (huile grise).

Les *injections de sels solubles* donnent des résultats plus rapides que les autres formes de médication mercurielle. On peut faire les injections dans les muscles ou directement dans les veines. On emploie en injections intramusculaires le benzoate de mercure (0 gr. 02 à 0,03 centigr. par jour, en moyenne), le biiodure (0 gr. 02 à 0 gr. 04 par jour), le cyanure (0 gr. 01 en moyenne).

Les injections intramusculaires sont souvent douloureuses. L'injection directe dans les veines est mieux supportée et agit beaucoup plus vite que les injections intramusculaires, car l'absorption du médicament est beaucoup plus rapide et plus complète. C'est presque uniquement le cyanure de mercure qu'on emploie de cette façon, à la dose de 0 gr. 01 centigramme par jour, en moyenne, les autres sels et en particulier le bichlorure de mercure déterminant une inflammation des parois veineuses qui provoque rapidement leur thrombose.

M. Bory [1] a cependant employé le benzoate de mercure en injections intraveineuses. Un procédé particulier de

[1] BORY, De l'action du traitement d'attaque par le mercure sur le potentiel syphilitique (*Soc. méd. des hôp.* 26 octobre 1917).

fabrication lui a permis d'augmenter notablement la tolérance des veines pour ce composé. Il a élevé considérablement les doses utilisées d'ordinaire et a pu, en associant les injections intraveineuses et intramusculaires, faire absorber, en une vingtaine d'injections, plus d'un gramme de benzoate de mercure. L'efficacité de ce procédé semble très supérieure à celle des autres modes d'administration du traitement mercuriel, comme médication d'urgence de la syphilis.

Dans l'attaque des accidents spécifiques par le mercure, c'est aux injections intraveineuses qu'on doit donner la préférence pour obtenir une prompte amélioration. Ces injections agissent, en effet, assez rapidement ; elles sont, malheureusement, difficiles à poursuivre longtemps, à cause des phénomènes d'intoxication (stomatite et entérite) qu'elles provoquent bientôt. Enfin, lorsqu'on en cesse l'usage, les accidents spécifiques récidivent rapidement. L'amélioration produite par les injections de sels solubles est un feu de paille et, pour obtenir une amélioration durable, il faut poursuivre fort longtemps ces injections. Encore est-il impossible de dire à quel moment les accidents peuvent être considérés comme définitivement jugulés.

Les *sels insolubles* donnent des résultats plus durables. En France, c'est le protochlorure de mercure ou calomel qu'on emploie à peu près exclusivement comme préparation insoluble. Le salicylate de mercure, souvent utilisé en Allemagne, est d'un usage peu courant en France.

Le calomel s'emploie en injections hebdomadaires de 0 gr. 05 à 0 gr. 10. Les piqûres doivent se faire très profondément dans les muscles de la fesse, loin du nerf sciatique, avec des aiguilles de 6 à 8 centimètres de long.

Pour varier le lieu de l'injection, on pourra injecter dans toute la moitié supérieure des muscles fessiers.

Malgré ces précautions, les injections de calomel sont souvent très pénibles. La douleur qu'elles déterminent varie d'un individu à l'autre. En général, elle débute un

jour après la piqûre et s'accentue progressivement jusqu'au troisième ou quatrième jour, pour s'atténuer ensuite
peu à peu. Fréquemment, le calomel provoque des nodo-
sités douloureuses et très durables, qui gênent considérablement pour les injections ultérieures.

Habituellement, le calomel est injecté en suspension
dans l'huile de vaseline. Certains tours de main peuvent
rendre la préparation moins douloureuse, et il y a avantage à employer des ampoules préparées par des spécialistes. Le calomel en suspension dans le sérum glucosé
paraît aussi moins douloureux que le calomel en suspension dans l'huile.

Les injections de calomel sont les injections mercurielles les plus actives. Le début de l'action du médicament se fait attendre un peu plus longtemps que lorsqu'on injecte des sels solubles, mais cette action est infiniment plus durable, et le calomel est l'une des meilleures
préparations à employer lorsqu'on veut prolonger le traitement, dans le but d'éviter le retour des accidents.

L'*huile grise* s'emploie de façon analogue, en injections
hebdomadaires. C'est une préparation pâteuse, composée
de mercure métallique éteint au mortier dans un mélange
de lanoline et d'huile d'olive ou d'huile de vaseline. L'huile
grise la plus ordinairement employée contient 0 gr. 40
de mercure métallique par centimètre cube ; on injecte
chaque semaine une quantité du produit contenant de
6 à 10 centigrammes de mercure métallique, à l'aide d'une
seringue spéciale d'un quart de centimètre cube, divisée
en dix divisions (fig. 1). Chaque division correspond à
0 gr. 01 centigramme de mercure métallique. On injecte
donc une fois par semaine le contenu de six à dix divisions de la seringue spéciale.

Cette préparation, moins active que le calomel, a sur
lui l'avantage d'être presque toujours indolore lorsqu'on
l'injecte profondément. L'absorption de l'huile grise varie,
suivant que le mercure en suspension dans l'huile est en
particules plus ou moins ténues. Les huiles grises long-

temps mélangées au mortier, où le mercure se montre au microscope sous forme de très fines gouttelettes, s'absorbent très rapidement et peuvent déterminer des accidents d'intoxication, comme si on injectait des sels solubles en masse. Si on emploie une huile grise très triturée, on a

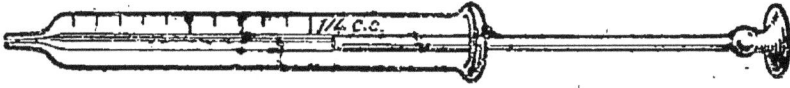

Fig. 1.

avantage à scinder la piqûre en deux et à la répéter tous les trois jours.

L'huile grise est très utile pour prolonger un traitement mercuriel dans le but d'éviter le retour des accidents. Quand on traite un syphilitique par le mercure, et on peut être amené à le faire lorsque les préparations arsenicales font défaut ou pour prolonger la cure arsenicale par un traitement mercuriel, je conseille de partager le traitement en deux phases :

1º Traitement d'urgence ou blanchiment des accidents.
2º Traitement de fond, destiné à prévenir le retour des accidents.

Pour le traitement d'urgence, ce sont les sels solubles et, en particulier, les injections intraveineuses de cyanure de mercure ou les injections de benzoate suivant la méthode de Bory qui doivent être préférées. Pour le traitement de fond, destiné à prévenir le retour des accidents, c'est le calomel ou l'huile grise qui conviennent le mieux, à cause de l'espacement des injections et de la durée de leur action.

### IODURE DE POTASSIUM

L'iodure de potassium est un composé dont le mode d'action diffère de celui du mercure. Il ne s'attaque pas, comme ce dernier, à l'infection syphilitique, au tréponème, mais il provoque la résolution de l'infiltration cellulaire produite autour du microorganisme : *c'est un médicament résolutif des néoplasies syphilitiques.*

Dans l'emploi simultané du mercure et de l'iodure à la période tardive de la syphilis, suivant la conception de Fournier, le mercure seul représente la médication anti-infectieuse, l'iodure de potassium est seulement destiné à amener la résolution des infiltrats gommeux ou scléreux.

Si Fournier, dans le traitement qu'il prescrivait pendant quatre années à tout syphilitique, ordonnait des cures d'iodure de potassium au cours des deux dernières années, c'était pour favoriser la résolution des lésions tertiaires qui pouvaient se produire insidieusement, c'était pour protéger le malade contre l'apparition brusque d'une lésion tertiaire viscérale et non pas pour augmenter le pouvoir microbicide du mercure.

L'iodure avait d'ailleurs, aux yeux des praticiens, une grande qualité : il était admirablement supporté et on ne risquait pas avec lui les accidents toxiques que le mercure pouvait entraîner. De là le succès de ces préparations presque universellement utilisées autrefois, comme le sirop de Gibert, où le mercure entrait en quantité très insuffisante.

Quand les lésions tertiaires sont légères, l'iodure peut cependant à lui seul en amener la disparition : c'est ainsi qu'il agit dans les céphalées persistantes, à maximum vespéral, qui s'observent dans la période tertiaire et dont il détermine souvent la guérison ; il s'agit là, en effet, d'une méningite basilaire très légère, dont l'iodure suffit à amener la résolution.

On l'emploie ordinairement aux doses de 2 à 3 grammes par jour ; mais, dans des cas de tertiarisme grave, on a obtenu de bons résultats en l'associant, à doses très élevées (8 à 10 grammes et plus), à la médication mercurielle. Ce sont là des chiffres exceptionnels, et l'iodure, administré à ces doses, peut entraîner de graves accidents d'iodisme.

Ce médicament, même aux doses très élevées, n'a, je le répète, aucune action sur l'infection syphilitique elle-même, et, par suite, n'a en aucune façon le pouvoir d'éviter les récidives d'accidents spécifiques.

Il est donc exclusivement indiqué aux périodes où la syphilis détermine des infiltrations, en particulier à la période tertiaire. C'est pour cette raison que les Arabes connaissent son efficacité : sur des lésions tertiaires anciennes, où le tréponème est peu actif, mais où l'infiltration conjonctive est considérable et où la sclérose vasculaire a provoqué l'apparition d'ulcérations persistantes (lésions ulcéreuses et gommeuses), l'iodure donne de bons résultats en favorisant la résolution des lésions, mais il n'a aucune influence sur l'infection. Il est, par conséquent, exclusivement indiqué contre les lésions infiltrées ou ulcéreuses qui s'observent à la période secondaire et à la période tertiaire. C'est, au contraire, un non-sens à la période primaire, sauf pour aider à la résolution de certaines indurations chancreuses ou ganglionnaires que le mercure laisse quelquefois persister fort longtemps.

### PRÉPARATIONS ARSENICALES

Tel était, avant l'apparition des préparations arsenicales, l'arsenal que le thérapeute avait à sa disposition, lorsque les essais de Salmon avec l'Atoxyl, ceux de Mouneyrat avec l'Hectine attirèrent l'attention sur les qualités spirillicides de l'arsenic.

Le Salvarsan fut le premier composé arsenical organique qui donnât toute satisfaction dans la cure de la syphilis. Il fut d'abord employé en injections intramusculaires très douloureuses, mais qui stupéfièrent les premiers observateurs par l'énergie et la rapidité des résultats.

Les injections intramusculaires furent très rapidement abandonnées pour les injections intraveineuses, beaucoup moins douloureuses et beaucoup plus rapidement actives encore que les premières. C'était un second pas, très

important, fait dans la question des préparations arsenicales employées pour traiter la syphilis ([1]).

Enfin, on s'apercevait bientôt que, sous l'influence des
injections de Salvarsan, la séro-réaction était influencée et
qu'on pouvait l'amener régulièrement à devenir négative,
pour peu que l'on continuât assez longtemps les injections.

Tout était trouvé dès ce moment, et les modifications
apportées depuis lors à la technique des injections, à la
progression des doses, au nombre de piqûres à effectuer
en série, n'ont jamais atteint le principe du traitement,
principe qui consiste à pousser la cure assez avant pour
atteindre, après le blanchiment des accidents, la disparition de toutes les modifications humorales produites
par la syphilis.

Dans les pages qui vont suivre, nous établirons la comparaison des traitements mercuriel et arsenical, avant
d'étudier les préparations arsenicales actuellement en
usage.

## VALEUR COMPARÉE DU TRAITEMENT MERCURIEL ET DU TRAITEMENT ARSENICAL

La comparaison des avantages et des désavantages des
deux modes de traitement sera faite ci-dessous aussi
impartialement que possible ; mais on ne se fait pas une
opinion sur une question aussi importante sans avoir jugé
par soi-même et comparé l'intensité thérapeutique des
deux méthodes. Je dois dire que tous les médecins auxquels
j'ai moi-même montré la pratique des injections arsenicales et qui en ont expérimenté les effets en sont devenus
les partisans convaincus.

([1]) Récemment, la question des injections arsenicales intramusculaires a été reprise, comme on le verra plus loin, avec des composés
nouveaux (Sulfarsénol) moins douloureux que l'Arsénobenzol et le
Novarsénobenzol.

### TRAITEMENT MERCURIEL

**Ses avantages.** — *Commodité du manuel opératoire.* — L'emploi des pilules ou des injections intramusculaires de sels solubles est à la portée de tous. A la rigueur, il permet au malade de suivre son traitement hors de la présence du médecin. C'est là un avantage appréciable, mais qui disparaît dès que l'on veut s'adresser à une modalité thérapeutique plus énergique, telle que les injections intraveineuses de sels solubles ou les injections intramusculaires de calomel ou d'huile grise.

*Innocuité.* — L'innocuité du mercure est toute relative. Elle est réelle pour certaines préparations, comme les pilules ou les injections de sels solubles. Cette innocuité n'existe plus dès qu'on s'adresse aux sels insolubles, en particulier aux injections de calomel, que beaucoup de syphiligraphes considèrent avec Fournier comme la forme la plus active du traitement mercuriel. Tout le monde sera d'accord sur la nécessité d'employer dans le traitement de la syphilis les moyens curatifs les plus énergiques. Se limiter à l'emploi des pilules ou des injections intramusculaires de sels solubles à cause de leur innocuité, c'est renoncer volontairement à une thérapeutique mercurielle active ; employer les injections intraveineuses ou les injections de calomel, c'est accepter les risques de toute médication énergique et consentir à s'astreindre à la surveillance rigoureuse du malade et du traitement. Il n'en faut pas davantage pour mener à bien un traitement par les préparations arsenicales.

**Ses désavantages.** — *Lenteur d'action sur les accidents contagieux.* — Le traitement mercuriel, commencé pendant la période primaire de la syphilis, n'empêche pas les accidents secondaires d'apparaître. Dans certains cas, l'emploi des injections intraveineuses a pu retarder ou même empêcher l'éclosion de la roséole. Le malade n'en reste pas moins exposé le plus souvent à l'apparition ultérieure des accidents contagieux de la période secondaire, en particulier aux plaques muqueuses, qui constituent le moyen le plus actif de la diffusion de la syphilis. En un mot, il n'y a aucun espoir de stériliser d'emblée la maladie, si tôt qu'on ait commencé le traitement.

Employé après l'éclosion des accidents secondaires, le traitement mercuriel est long à faire disparaître les lésions, le malade reste longtemps contagieux et rien ne permet de préciser le laps de temps pendant lequel il demeurera dangereux. Le médecin reste donc muet devant la question que lui pose tout syphilitique : « Pendant combien de temps dois-je me considérer comme contagieux et m'abstenir de rapports sexuels? »

*Absence du guide pour la durée du traitement.* — Lorsque les accidents spécifiques ont disparu sous l'influence de la médication hydrargyrique, rien ne permet de prévoir si leur guérison est définitive. La médication mercurielle n'agit que très lentement et très irrégulièrement sur la séro-réaction. Celle-ci reste ordinairement positive pendant des mois ou des années malgré un traitement mercuriel bien suivi et le médecin ne possède aucun point de repère qui permette de juger où en est réellement l'infection syphilitique. Pour obvier à l'éclosion de nouveaux accidents, Fournier avait institué le traitement de fond de quatre ans, suivi d'une reprise de la médication au cours des huitième, neuvième, dixième, années. C'est malheureusement là un *traitement aveugle* qui dépasse le but quand la syphilis est bénigne et qui est absolument insuffisant contre les syphilis graves. Aussi certains médecins, voyant que le traitement de fond, régulièrement poursuivi, était loin d'empêcher à coup sûr l'éclosion d'accidents tardifs, se bornaient à une thérapeutique *opportuniste*, c'est-à-dire qu'ils ne poursuivaient pas le traitement au delà de la disparition des accidents en cours. C'était laisser le malade sans défense contre les lésions viscérales qui pouvaient se préparer insidieusement, et méconnaître une pártie du devoir qui incombe au médecin.

*Intolérance.* — Lorsqu'on veut agir énergiquement avec le mercure, on est obligé de forcer les doses et on arrive rapidement à la saturation de l'organisme. Celle-ci se traduit d'abord par de la gingivite et par de l'entérite aqueuse puis sanglante ; si on insiste, on peut déterminer de la néphrite toxique. Ces signes d'intolérance obligent à diminuer les doses et à espacer les séries de traitement. Les accidents reparaissent souvent pendant les périodes de repos ; le fait est particulièrement fréquent dans la période secondaire où, malgré un traitement mercuriel énergique, les accidents récidivent ordinairement avec une extrême ténacité.

Pour les accidents graves et résistants, comme les accidents de syphilis cérébrale, on arrive souvent à l'intolérance avant d'avoir obtenu l'effet thérapeutique. Cela tient à ce que le coefficient thérapeutique et le coefficient toxique du mercure sont trop voisins l'un de l'autre. Le fait s'observe encore fréquemment dans les lésions buccales comme la leucoplasie, où la stomatite mercurielle aggrave ordinairement les lésions, avant que le traitement ait produit une amélioration sérieuse.

Enfin le mercure détermine chez celui qui est longtemps soumis à la médication une *anémie* souvent très intense contre laquelle on est obligé de lutter. C'est, soit dit en passant, une des principales indications des séries de piqûres d'hectine intercalées entre les séries d'injections mercurielles. Mais, lors même qu'on adjoint l'hectine au traitement hydrargyrique, on est souvent obligé de suspendre ce dernier à cause de l'anémie et de la dépression profondes qu'il détermine.

### TRAITEMENT ARSENICAL

**Ses désavantages.** — *Difficulté de la technique opératoire.* — Pour utiliser les préparations arsenicales, il est indispensable de pratiquer correctement les injections intraveineuses, l'épanchement de la solution arsenicale en dehors de la veine entraînant des accidents locaux plus ou moins sérieux (douleur, rougeur pseudo-phlegmoneuse, escarre...). C'est là le point délicat du traitement, qui a entraîné beaucoup de médecins, peu familiers avec la technique de l'injection intraveineuse, à rester partisans convaincus des injections intramusculaires de sels mercuriels.

*Accidents et intolérance.* — Nous étudierons dans un chapitre spécial les accidents que peut entraîner le traitement arsenical et les moyens de les éviter, mais il faut dire d'ores et déjà que, sauf dans des cas tout à fait exceptionnels, les accidents peuvent et doivent s'éviter dans l'administration des préparations arsenicales par voie intraveineuse.

**Ses avantages.** — *Rapidité d'action.* — La rapidité d'action du traitement arsenical est très supérieure à celle du traitement mercuriel. Tous les accidents contagieux cèdent dès les premières injections. Les plaques muqueuses, si difficiles à réduire avec le mercure, disparaissent toujours après deux ou trois piqûres et, dès le lendemain de la première injection, il est impossible de déceler des tréponèmes à la surface de ces ulcérations.

Le chancre syphilitique est plus difficile à guérir à cause de l'infiltrat cellulaire qui constitue sa trame, mais les spirochètes sont impossibles à retrouver au bout de vingt-quatre heures dans un chancre qui en fourmillait. On voit la rapidité d'action de la médication, l'avantage à tirer de cette méthode au point de vue de la prophylaxie de la syphilis.

Le traitement par les arsenicaux, quand il est bien conduit, ne doit pas permettre la réapparition des accidents contagieux. Ceux-ci disparaissent, comme je viens de le dire, dès les premières injections, et la période de suspension du traitement qui suit la série de piqûres ne doit pas être assez longue pour leur permettre de se reproduire.

En conséquence, lorsque le malade pose à celui qui le traite la question classique : « Pendant combien de temps resterai-je contagieux? » on peut lui répondre : « Vous serez contagieux tant que les accidents dont vous êtes atteint n'auront pas disparu, mais vous pourrez ensuite vous considérer comme non contagieux, à condition que vous continuiez de vous traiter pour éviter les récidives. »

On peut dire que ce blanchiment des accidents contagieux se produit régulièrement au cours de la première série d'injections. L'abstinence sexuelle imposée au malade est donc toujours très courte et a toutes chances d'être observée, tandis que la longue sagesse nécessaire à ceux qui se traitent par le mercure ne l'est pour ainsi dire jamais.

Il faut ajouter cependant que si, dès les premières injections, la contagion directe n'est plus à redouter, la procréation d'un enfant hérédo-syphilitique serait encore à peu près fatale quand le père est à peine blanchi de ses accidents, et que la mère pourrait elle-même être contagionnée secondairement ; le malade doit, par suite, éviter absolument une grossesse pour sa femme, mais le laps de temps pendant lequel ces précautions seront nécessaires est beaucoup plus court qu'avec le traitement mercuriel et elles n'en seront que plus facilement observées.

*Action eutrophique du traitement.* — Loin de déterminer, comme le traitement mercuriel, de la dépression et de l'anémie, le traitement arsenical a, au contraire, une action eutrophique très nette, particulièrement marquée pendant la période secondaire où l'anémie syphilitique est parfois intense. Il relève le taux des hématies et la valeur

globulaire, développe l'appétit et augmente en quelques
semaines le poids des malades.

*Possibilité de graduer le traitement suivant la virulence de
la syphilis.* — C'est là l'immense supériorité du traitement
arsenical. Après le blanchiment des accidents, le tréponème n'est pas encore balayé de l'organisme et sa présence
y détermine des modifications humorales. La *séro-réaction*
permet de mettre en lumière certaines de ces modifications. En général, la séro-réaction donne un résultat positif
tant que la syphilis reste encore virulente. Sous l'influence
du traitement arsenical, la virulence de la syphilis s'atténue
rapidement et la séro-réaction devient négative. Lorsqu'une
récidive d'accidents se prépare au cours d'un traitement
trop court ou trop espacé, la séro-réaction paraît devenir
de plus en plus positive avant que les accidents reparaissent,
c'est-à-dire que la récidive sérologique précède habituellement la récidive clinique.

Dans la plupart des cas, on pourra arriver, par un traitement régulier, à rendre négative la séro-réaction. A
partir de ce moment, la surveillance de la séro-réaction
permettra presque toujours de prévoir le retour des accidents.

Quand la séro-réaction est restée plusieurs mois négative, il y a probabilité pour qu'elle ne redevienne plus positive. En général, quand la négativité de la séro-réaction
obtenue par traitement se maintient pendant un an après
suppression de la médication, cette négativité est définitive.
Pour Vernes, la négativité serait même définitive quand
elle s'est maintenue pendant huit mois après suspension
de tout traitement. Bien que ces faits ne puissent encore
être considérés comme absolument démontrés, nous
n'en possédons pas moins, dans les séro-réactions faites
régulièrement au cours du traitement, un guide précieux
qui nous permet de pousser ce traitement plus ou moins
longtemps, suivant la virulence de telle ou telle syphilis.

**En résumé**, le traitement arsenical est supérieur à bien des points de vue au traitement mercuriel, mais c'est surtout, pour ne pas dire uniquement, l'efficacité du traitement qui doit être prise en considération. Il est difficile de comparer l'efficacité de deux traitements, parce que les cas de syphilis auxquels on applique ces différents traitements sont eux-mêmes difficilement comparables.

Il y a cependant une circonstance où la comparaison peut être faite, c'est chez les malades traités au début de la période primaire. On sait que, pendant les quelques jours qui suivent l'éclosion du chancre, le tréponème reste localisé à la région chancreuse, d'où il se disséminera au bout de quelques jours dans l'organisme par les voies lymphatiques. Il gagne donc très rapidement les ganglions satellites du chancre, où il est arrêté quelque temps, puis il franchit cette barrière et, par l'intermédiaire des gros troncs lymphatiques, il tombe dans la circulation générale qui le dissémine dans tout l'organisme.

Si la médication intraveineuse intervient dès les premiers jours de l'apparition du chancre, avant que le tréponème ait dépassé la barrière ganglionnaire, on obtient généralement la stérilisation d'emblée de la syphilis, car le microorganisme est détruit sur place sans avoir eu le temps de se répandre dans l'économie. La séro-réaction, qui ne devient positive dans le sang qu'après la dissémination du tréponème, est encore négative au moment où on entame le traitement et, l'action des composés arsenicaux détruisant le tréponème *in situ*, la séro-réaction reste négative ; c'est la preuve que le microorganisme a été complètement annihilé sans avoir eu le temps de passer l'obstacle que lui opposent les ganglions.

Lorsqu'on traite les malades avec les préparations mercurielles, on ne peut obtenir les mêmes résultats ([1]). On

---

([1]) La stérilisation a pu être obtenue par l'association des injections intrachancreuses d'hectine et des injections intraveineuses de cyanure de mercure (Hallopeau et Fouquet) ; mais, outre que les cas de réussite sont très peu nombreux, ce traitement est si douloureux qu'il est presque impossible de le faire accepter.

arrive quelquefois à empêcher l'éclosion de la roséole, mais le microorganisme ne disparaît pas totalement comme cela se produit sous l'effet des préparations arsenicales, et la séro-réaction devient positive au bout de quelques jours. Les quelques malades chez lesquels j'ai pu enrayer l'apparition des accidents secondaires par un traitement mercuriel intraveineux ont tous présenté ultérieurement une séro-réaction positive.

Dans ces cas, on peut dire que les conditions sont rigoureusement identiques ; elles ont véritablement la valeur d'une expérience et les résultats sont aussi toujours identiques : le traitement arsenical permet la stérilisation de la syphilis, le traitement mercuriel n'arrête pas l'évolution de la maladie. Ce seul fait juge définitivement la question de la valeur relative des deux médications.

### ÉTUDE DES DIFFÉRENTES PRÉPARATIONS ARSENICALES ACTUELLEMENT EN USAGE.

Les préparations arsenicales employées dans le traitement de la syphilis se multiplient chaque jour. Je passerai en revue celles qui ont été utilisées jusqu'à présent et j'indiquerai pourquoi j'accorde mes préférences à telle ou telle d'entre elles. Il est évident que, peu à peu, de nouveaux composés seront essayés et que chaque praticien emploiera le sel qui lui paraîtra le plus maniable et le plus efficace. Les données générales du traitement, que j'expose ici, resteront applicables à tous ces nouveaux produits.

Les composés qui nous sont actuellement connus sont l'Atoxyl (Salmon), l'Hectine (Mouneyrat), le Salvarsan et le Néosalvarsan (Ehrlich), l'Arsénobenzol et le Novarsénobenzol (Billon), l'Arsénobenzol-Sanar et le Néoarsénobenzol-Sanar (Carrion), le Galyl (Mouneyrat), le Luargol et le Cupro-Luargol (Danysz), le Sulfarsénol (Lehnhoff-Wyld).

Je ne parlerai pas de l'**Atoxyl**, employé avant l'apparition du Salvarsan pour traiter les affections à trypanosomes (maladie du sommeil, dourine du cheval) et qui a donné quelques bons résultats dans le traitement de la syphilis. C'est en effet un composé dont le pouvoir toxique est malheureusement assez élevé et qui a dû être abandonné pour avoir provoqué un certain nombre de cas d'amaurose.

L'**Hectine**, due à Mouneyrat, s'emploie en injections quotidiennes à la dose de 0 gr. 10 à 0 gr. 20 ; on l'utilise le plus souvent en injections intramusculaires, comme les sels mercuriels solubles dont ce produit rappelle les effets. Les injections sont poursuivies pendant sept à dix jours, suivis d'une période de suspension de sept à dix jours également. L'hectine agit promptement sur les accidents spécifiques, mais ceux-ci récidivent souvent dès qu'on a suspendu la médication.

On peut employer l'hectine à l'exclusion du mercure, ou associée à ce dernier. Dans le second cas, on peut faire des séries alternées de sels mercuriels et d'hectine, ce qui permet de pousser un traitement sans période de suspension, dans les cas où les accidents cèdent difficilement au seul traitement mercuriel. On peut employer l'hectine mélangée à des sels mercuriels solubles (Hectargyre), mais ce procédé me paraît inférieur au précédent, car l'hectargyre a le même inconvénient que les sels mercuriels, qui est de déterminer rapidement de la stomatite et de l'irritation intestinale.

Enfin l'hectine a été employée en injections dans le voisinage du chancre par Hallopeau et Fouquet, en même temps que des injections intraveineuses quotidiennes de cyanure de mercure étaient pratiquées. Ces observateurs ont pu stériliser par ce procédé quelques cas de syphilis primaire, mais les injections locales d'hectine sont si douloureuses que peu de malades arrivent à les supporter.

*L'hectine est en résumé une préparation d'un emploi commode, mais dont l'efficacité n'est pas supérieure à celle des sels mercuriels, et son indication principale est de venir renforcer le traitement mercuriel en permettant de remplacer les périodes de repos par des périodes de traitement.*

### SALVARSAN OU ARSÉNOBENZOL [1]

Le Salvarsan ou Arsénobenzol est un composé acide à odeur alliacée qui se présente sous forme d'une poudre jaune clair, très ténue. Il est livré en ampoules contenant : 0 gr. 10, 0 gr. 20, 0 gr. 30, etc., de sel. L'Arsénobenzol s'altère rapidement au contact de l'oxygène et se transforme partiellement en un produit très toxique (Arsénoxyde) [2] ; aussi, pour empêcher son altération, le conserve-t-on à l'abri de l'air, dans des ampoules scellées. La moindre fissure permettant l'entrée de l'air dans l'ampoule détermine des modifications du produit. La coloration change alors pour devenir d'un rouge brique, puis d'un rouge brunâtre d'autant plus foncé que le contact avec l'oxygène a été plus prolongé. Le moindre changement de couleur du contenu d'une ampoule doit faire rejeter le sel, même si la fissure de l'ampoule est impossible à découvrir à la loupe. La conservation de l'Arsénobenzol est excellente et j'ai utilisé des ampoules au bout de plusieurs années. Le produit n'avait rien perdu de ses qualités.

L'Arsénobenzol contient 31 pour 100 d'arsenic. Sa toxicité est faible : le lapin tolère 0 gr. 08 d'Arsénobenzol par kilogramme d'animal.

L'Arsénobenzol, mis en présence des albumines, détermine leur coagulation, à moins qu'on ne l'ait transformé en sel neutre ou basique par l'addition d'un alcalin.

C'est la précipitation des albumines des tissus qui rend si douloureuse l'application locale ou l'injection intramusculaire du Salvarsan acide.

Au début, l'Arsénobenzol a été utilisé en injections

---

[1] Les deux noms désignent le même composé. Le mot de Salvarsan a été adopté par les fabricants allemands, le nom d'Arsénobenzol par les fabricants français. C'est ce dernier nom que nous emploierons dorénavant.

[2] Il semble très difficile d'empêcher qu'une petite quantité d'arsénoxyde ne se produise pendant la préparation ou la mise en ampoules de l'Arsénobenzol ou de ses dérivés. Tout produit où l'arsénoxyde existerait en quantité supérieure à 1 p. 100 serait à rejeter complètement.

intramusculaires, d'abord en solution acide, puis on l'a utilisé en injections intramusculaires après alcalinisation. On a, depuis, renoncé à peu près complètement aux injections intramusculaires à cause de la douleur qu'elles provoquent, à cause des abcès volumineux qu'elles déterminent quelquefois et à cause de l'efficacité très supérieure des injections intraveineuses ([1]).

L'Arsénobenzol ne peut être injecté dans les veines qu'après avoir été transformé en un sel neutre ou alcalin. L'injection en solution acide détermine en effet la production d'un précipité dans le sérum sanguin et les essais qui ont été faits ont entraîné des accidents plus ou moins graves qui ont fait renoncer complètement à cette technique.

Pour préparer avec l'Arsénobenzol une solution injectable, le procédé auquel je me suis rallié comme le plus pratique comporte les opérations suivantes :

1º **Dissoudre l'Arsénobenzol dans l'eau distillée pure.** — La pureté du véhicule est une condition primordiale pour éviter les accidents dans le traitement de la syphilis par les arsenicaux.

On a utilisé au début les ampoules de sérum chloruré faible, mais le chlorure de sodium n'améliore en aucune façon la solution d'Arsénobenzol ; le sérum chloruré peut même, quand il est trop concentré, précipiter la solution d'Arsénobenzol.

Nous avons d'autre part remarqué que les solutions préparées avec une eau distillée ancienne provoquaient souvent des réactions fébriles, réactions qui se montraient beaucoup moins fréquemment lorsqu'on employait une

---

([1]) Les injections intramusculaires d'Arsénobenzol en suspension huileuse sont à rejeter comme les injections en solution aqueuse, non seulement à cause de la douleur qu'elles déterminent, mais surtout à cause de l'irrégularité de leur absorption et de la lenteur de leur action. Il est impossible d'obtenir avec les injections intramusculaires huileuses des effets aussi rapides et aussi complets qu'avec les injections intraveineuses,

eau fraîchement distillée (Émery et Lacapère). Les ampoules de sérum, souvent conservées plusieurs semaines en magasin, sont donc à rejeter pour cette raison.

Enfin l'eau distillée à employer pour solubiliser l'Arsénobenzol doit être absolument exempte de toute trace d'impureté et doit être, pour cela, préparée dans des appareils spéciaux dont nous donnerons la description à propos de la technique des injections.

On laisse tomber l'Arsénobenzol à la surface de l'eau distillée, dans un matras un peu large. Il se dissout ainsi lentement mais complètement ; au contraire, si on l'agite, il se forme des grumeaux à peu près insolubles, à moins de chauffer presque jusqu'à l'ébullition.

2° **Alcalinisation de la solution.** — Pour pouvoir être injecté, le sel acide doit être transformé en sel alcalin (dioxydiamidoarsénobenzol disodique) par addition de lessive de soude.

On peut employer soit la solution normale à 4 p. 100, soit une solution plus étendue, mais la lessive de soude doit être elle-même préparée avec de l'eau distillée pure.

On conservera la lessive de soude à l'abri de l'air, afin d'éviter que la formation de carbonate de soude au contact de l'acide carbonique de l'air ne baisse le taux de la solution.

Si on emploie la lessive normale de soude à 4 p. 100, on devra additionner la solution acide d'Arsénobenzol d'autant de *centimètres cubes* de lessive de soude que la solution acide contiendra de *décigrammes* d'Arsénobenzol. Ainsi 0 gr. 30 d'Arsénobenzol dissous dans l'eau distillée seront additionnés de 3 centimètres cubes de lessive normale de soude.

En agissant de cette façon, on dépasse légèrement l'alcalinisation nécessaire et l'on remédie à l'abaissement du taux de la solution.

Si l'on veut agir avec plus de précision et éviter les phénomènes d'irritation veineuse que provoquent parfois les solutions hyperalcalinisées, mieux vaut employer la lessive de soude plus étendue, par exemple à 16 p. 1 000, qui se prépare ainsi :

Lessive normale de soude...................: 100 c. c.
Eau distillée fraîche........................ 150 —

Pour alcaliniser l'Arsénobenzol avec la lessive de soude à 16 p. 1 000, on devra additionner la solution acide d'Arsénobenzol d'un nombre de *centimètres cubes* de lessive de soude à 16 p. 1 000 égal à la *moitié* du nombre de *centigrammes* de Salvarsan dissous. Donc 0 gr. 30 d'Arsénobenzol seront additionnés de 15 centimètres cubes de lessive de soude à 16 p. 1 000. Mais, si la lessive de soude est fraîche, il suffira même d'ajouter 13 cc., 5 de lessive de soude à 16 p. 1 000 : l'alcalinisation sera ainsi exactement suffisante. On constate que, si on ajoute progressivement la lessive de soude à la solution de Salvarsan, on commence par déterminer la production d'un précipité abondant et gélatineux qui se redissout quand on atteint la quantité de soude ci-dessus indiquée ou même un peu avant. La solution d'abord acide est ainsi transformée en une solution alcaline qui ne précipite pas dans le sérum sanguin. Il suffit de l'étendre à la dose voulue pour pouvoir l'injecter.

Si l'on n'est pas très sûr du taux de la solution de soude, ce qui arrive quand la lessive de soude est un peu ancienne, on peut alcaliniser la solution acide d'Arsénobenzol en ajoutant au compte-gouttes la lessive de soude normale. Une fois que la solution a précipité puis est redevenue claire, on ajoute encore un nombre de gouttes égal au tiers de celui qui a été déjà employé. L'alcalinisation est suffisante pour éviter les crises nitritoïdes et n'est pas assez forte pour produire de thrombose veineuse. On dilue alors la solution avec de l'eau distillée pure.

3° **Etendre la solution d'eau pure.** — L'injection d'Arsénobenzol peut-être faite assez concentrée (0 gr. 60

d'Arsénobenzol pour 10 cc. de véhicule). Mais si le procédé des injections concentrées est sans danger pour le Novarsénobenzol (Ravaut), il est moins anodin quand on emploie l'Arsénobenzol. Il y a en effet une certaine difficulté à obtenir l'alcalinisation exactement désirée. Si la solution est hypoalcaline, elle détermine des troubles congestifs ; si elle est hyperalcaline, elle détermine de l'irritation veineuse. Dans les deux cas on peut remédier à ces troubles si l'injection est assez étendue et est faite lentement. Si elle est faite sous très faible volume, l'injection est finie avant l'apparition des troubles qui sont alors plus accentués et plus difficiles à modérer.

Je conseille d'étendre la solution alcalinisée d'Arsénobenzol pour atteindre un volume *minimum* de 15 centimètres cubes pour 10 centigrammes d'Arsénobenzol. Je préfère même employer une solution plus diluée encore (30 centimètres cubes pour 10 centigrammes d'Arsénobenzol). L'injection doit être faite lentement, afin de pouvoir être arrêtée si elle n'est pas parfaitement tolérée.

Enfin elle doit être tiédie aux environs de 20 à 25°, car l'injection trop froide provoque quelquefois des frissons et une sensation de malaise chez le patient.

La solution ainsi préparée doit être utilisée rapidement, car elle s'altère au contact de l'air qui augmente en peu de temps sa toxicité. Les modifications objectives qui se produisent (précipitation dans l'intérieur de la solution, transformation du liquide jaune clair en un liquide brunâtre) doivent le faire considérer comme impropre à l'emploi.

Ces modifications ne sont cependant pas assez rapides pour qu'on ne puisse préparer à la fois plusieurs injections : ce procédé est particulièrement indiqué dans un service hospitalier ou dans un dispensaire où l'on a un grand nombre de malades à traiter.

On fait tomber le contenu d'un certain nombre de tubes d'Arsénobenzol dans un matras à fond plat contenant de l'eau fraîchement distillée. Une fois la dissolution faite, on alcalinise suivant les indications données plus haut avec la lessive de soude normale ou diluée, puis 'on étend la solution jusqu'au titre voulu par addition d'eau fraîchement distillée et légèrement tiédie.

L'injection se fera à l'aide d'un bock cylindrique en verre, muni à sa partie inférieure d'un tube de caoutchouc. Nous donnerons, au moment où nous décrirons la technique des injections, la description de l'appareil que nous utilisons habituellement.

### NÉOSALVARSAN, NOVARSÉNOBENZOL, NÉOARSÉNOBENZOL

Le Néosalvarsan (Ehrlich), Novarsénobenzol (Billon) ou Néoarsénobenzol (Carrion) fut préparé dans le but de remédier aux difficultés de manipulation de l'Arsénobenzol. Le nouveau sel diffère de l'ancien par ce fait que l'alcalin nécessaire à l'emploi de l'Arsénobenzol entre dans la composition chimique du produit. Il ne s'agit donc pas là d'une simple addition, mais le Novarsénobenzol est un nouveau composé chimique dérivé de l'Arsénobenzol. Le nouveau produit contient 21 p. 100 d'Arsenic.

Le Novarséno benzolse présente commeune poudre jaune très pâle dont l'odeur rappelle celle de l'Arsénobenzol, non adhérente au verre et qui se dissout presque instantanément dans l'eau distillée pure. La différence de composition entraîne des différences d'activité et de toxicité : 0 gr. 45 de Néosalvarsan correspondent à 0 gr. 30 d'Arsénobenzol. Le sel est livré en ampoules de 0 gr. 10, 0 gr. 15, 0 gr. 30, 0 gr. 45, etc. La gradation habituelle se fait donc par 0 gr. 15, correspondant à 0 gr. 10 d'Arsénobenzol.

La toxicité du Novarsénobenzol pour l'animal est environ deux fois moindre que celle de l'Arsénobenzol. Le lapin tolère environ 0 gr. 20 de Novarsénobenzol par kilogramme d'animal. Lorsqu'il est ancien, le Novarsénobenzol prend parfois une coloration presque blanche et un aspect grumeleux qui n'indiquent pas une augmentation de la toxicité ; on peut l'utiliser lorsqu'il est décoloré.

Il est encore plus altérable au contact de l'oxygène que

l'Arsénobenzol et on le conserve en ampoules scellées à l'abri de l'air. La moindre fissure de l'ampoule permet l'oxydation du sel qui devient peu à peu rougeâtre, puis d'un brun de plus en plus foncé. Sa toxicité augmente considérablement dès qu'il est oxydé.

Comme l'Arsénobenzol, le Novarsénobenzol se conserve admirablement en ampoules et peut être employé au bout de plusieurs années.

En solution, il s'altère plus vite que l'Arsénobenzol et doit être injecté rapidement. Certains observateurs ont dit que la toxicité de la solution doublait en dix minutes.

Comme il est chimiquement neutre, ce sel n'a pas les inconvénients de l'Arsénobenzol et il ne provoque habituellement ni la crise de congestion ni l'irritation veineuse que peut causer ce dernier quand on l'a trop fortement ou trop faiblement alcalinisé. Aussi peut-on injecter le Novarsénobenzol sous un volume d'excipient beaucoup plus faible. On peut réduire le volume du véhicule à un ou deux centimètres cubes, ce qui est particulièrement avantageux quand on n'est pas très sûr de la pureté de l'eau qu'on emploie. Cependant je préfère, avec le Dr Milian, l'injection plus diluée, car elle permet d'interrompre s'il survient des signes d'intolérance (nausées, crise nitroide) et d'en atténuer les effets.

Pour utiliser le Novarsénobenzol en injections intramusculaires, on a essayé de préparer des suspensions de ce composé dans l'huile ou des solutions dans l'eau glucosée additionnée de stovaïne et de gaïacol (Balzer). Ces préparations, qui déterminent parfois des abcès, me paraissent dangereuses à cause de l'altérabilité du sel, et M. Balzer a montré que les solutions devenaient au bout de quelque temps d'un rouge brunâtre. Cet auteur a d'ailleurs rapporté un cas de mort à la suite d'injections intramusculaires de ce produit. Les préparations destinées aux injections intramusculaires semblent donc avoir les mêmes inconvénients que les solutions injectées dans les veines, sans en avoir les avantages.

## GALYL

Le Galyl, dû à M. Mouneyrat, a été livré à la consom-, mation sous deux formes chimiques distinctes. Il fut d'abord présenté à l'état de sel acide qu'il était nécessaire d'alcaliniser avant de l'injecter. Depuis quelque temps, le Galyl acide est remplacé par le sel sodique du Galyl, qu'on dissout simplement dans l'eau distillée.

Le *Galyl acide* est un produit dont la coloration varie du jaune franc au jaune verdâtre. Il est moins soluble dans l'eau que le Novarsénobenzol, aussi place-t-on souvent dans l'ampoule où il est renfermé quelques perles de verre destinées à en faciliter la dissolution. Il est conservé dans des ampoules remplies d'azote, car il s'oxyde rapidement à l'air.

Le *sel sodique du Galyl* a remplacé le composé acide, mais il est toujours désigné sous le même nom de Galyl. Les ampoules qui portent le numéro de contrôle 286 et au-dessus contiennent du Galyl sodique ; celui-ci est livré, comme l'ancien sel, en petits flacons scellés à la lampe et accompagnés d'une ampoule contenant une petite quantité d'eau distillée destinée à la préparation des solutions concentrées. Cette eau est additionnée d'une minime quantité de caféine. Le Galyl est également livré en tubes scellés non accompagnés d'ampoules d'eau distillée ; ces tubes sont destinés à la préparation des solutions étendues. Les doses habituelles sont de 0 gr. 10, 0 gr. 20, 0 gr. 30, 0 gr. 40.

La solution de Galyl sodique est ordinairement d'un jaune verdâtre ; parfois elle reste louche et garde en suspension des grumeaux presque insolubles, aussi les ampoules destinées à préparer les solutions concentrées sont-elles accompagnées d'un tube-filtre (fig. 2).

Le tube-filtre se compose d'un petit tube de verre d'environ 10 centimètres de long et du calibre de 1 millimètre à 1 mm. 5 dans lequel est placé un petit morceau de coton

D$^r$ LACAPÈRE.                                          3

hydrophile, maintenu par un étranglement du tube. Ce tube de verre est monté sur un morceau de tube de caoutchouc

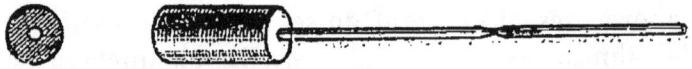

Fig. 2.

long de 3 centimètres, à lumière étroite et à paroi épaisse, qui permet de l'adapter sur l'embout métallique de la seringue de 10 ou de 20 centimètres cubes.

Tout récemment M. Mouneyrat a préparé des solutions de Galyl dans l'eau distillée qu'il livre prêtes à être injectées. Il assure que ces solutions se conservent pendant quatre mois sans changer d'aspect, puis qu'elles deviennent d'un rouge bordeaux sans être pour cela plus toxiques.

Je ne saurais recommander l'emploi de ces solutions faites d'avance, car tous les produits dérivés de l'Arsénobenzol sont altérables en solution et leur oxydation se traduit en général par un changement de couleur qui, de jaune, devient rouge-brique.

Le Galyl se conserve d'ailleurs fort mal, même sous forme de sel. Au bout de quelques mois, il devient d'un brun noir et il est absolument impropre à l'emploi.

## LUARGOL

Le Luargol, dû à M. Danysz, est un dérivé chimique de l'Arsénobenzol. C'est un Arsénobenzol combiné à l'antimoine et à l'argent, c'est donc un dioxydiamidoarsénobenzol stibico-argentique.

Au moment où ce produit fut d'abord expérimenté, il était, comme l'Arsénobenzol, comme le Galyl, un sel acide et devait être alcalinisé au moment de l'emploi. Pour éviter ces manipulations difficiles, M. Danysz vient de préparer avec le Luargol un sel disodique qu'il nomme *Disodo-*

*Luargol* ([1]) et qu'il suffit de dissoudre dans l'eau distillée.

C'est une poudre d'un gris noirâtre, qui donne dans l'eau distillée une solution d'un brun foncé.

Cette couleur a l'inconvénient de dissimuler les altérations du sel qui peuvent survenir si le composé s'oxyde, et qui sont faciles à remarquer lorsqu'on emploie les composés jaune clair comme l'Arsénobenzol, le Novarsénobenzol, le Sulfarsénol.

M. Danysz recommande de filtrer la solution avant de l'injecter, car il y reste parfois quelques grumeaux non solubilisés. On peut se servir pour cela d'un tube-filtre identique à celui qui est livré avec l'ampoule de Galyl et que l'on peut confectionner soi-même. On introduit dans l'ampoule de Disodo-Luargol une petite quantité d'eau distillée, puis on aspire et on refoule le liquide avec la seringue armée du tube-filtre, jusqu'à ce que la dissolution soit complète et que la totalité du médicament soit passée dans la seringue. On étend alors la solution en absorbant, avec la seringue déjà en partie remplie, la quantité d'eau nécessaire pour atteindre la dilution voulue. Je dois ajouter que le Disodo-Luargol m'a toujours paru facilement et totalement soluble et que je n'ai jamais eu besoin de recourir au tube-filtre.

Lorsqu'on injecte à la seringue, on peut employer uniformément 10 centimètres cubes d'eau, quelle que soit la dose de Disodo-Luargol à dissoudre.

Si l'on a un grand nombre d'injections à pratiquer, on peut se servir du bock en verre qu'on utilise pour injecter l'Arsénobenzol et faire la dissolution de Luargol à 1 p. 100, c'est-à-dire à injecter 5 centimètres cubes de solution pour 0 gr. 05 de Disodo-Luargol, 20 cen-

---

([1]) Composition chimique du Disodo-Luargol (Frankle) :

| | | |
|---|---|---|
| As | 18,08 pour 100 | |
| Ag | 13,65 | — |
| Sb | 1,95 | — |
| Br | 10,20 | — |
| Na | 16,28 | — |

timètres cubes de solution pour 0 gr. 20 de Disodo-Luargol, etc...

Enfin certains opérateurs conseillent, une fois le Disodo-Luargol dissous, de l'additionner d'une trace de soude (1/10 de centimètre cube de la solution normale de soude à 4 p. 100 pour 0 gr. 15 de Disodo-Luargol). Cette addition est facile à faire avec précision en employant la pipette de Levaditi, mais ne m'a pas paru indispensable.

Récemment M. Danysz a réalisé, sous le nom de *Cupro-Luargol*, une combinaison de cuivre et de Luargol. Cette préparation a le même aspect que le Disodo-Luargol et sa coloration noire a l'inconvénient d'empêcher d'apprécier les altérations du sel par oxydation partielle.

C'est peut-être à cette cause que l'on doit attribuer les irrégularités que l'on constate dans la tolérance de ces composés.

## SULFARSÉNOL

Le Sulfarsénol, préparé par M. Lehnhoff-Wyld, est un produit jaune pâle, très soluble dans l'eau distillée. Il est livré en ampoules de 0 gr. 06, 0 gr. 12, 0 gr. 18, etc... La gradation des doses est donc moins rapide qu'avec l'Arséno-benzol et le Novarsénobenzol; la quantité de sel injecté est, par suite, beaucoup moins grande.

Ce composé se dissout presque instantanément. Sa stabilité en solution paraît notablement supérieure à celle des autres produits arsenicaux. Il est difficile encore d'apprécier si le produit se conserve bien en ampoules, car il est depuis fort peu de temps en circulation.

## VALEUR COMPARÉE
### DES DIFFÉRENTES PRÉPARATIONS ARSENICALES

Les différents composés arsenicaux dont je viens de parler doivent maintenant être comparés entre eux à un double point de vue :

1º Au point de vue de leur maniabilité et de leur tolérance ;

2º Au point de vue de leur efficacité.

J'ai mis hors de cause, pour des raisons que j'ai déjà exposées, l'Atoxyl et l'Hectine; j'étudierai donc seulement le Salvarsan ou Arsénobenzol, le Néosalvarsan ou Novarsénobenzol, le Galyl, le Luargol et le sulfarsénol.

## 1º MANIABILITÉ ET TOLÉRANCE

### Arsénobenzol.

L'Arsénobenzol a l'inconvénient d'être *long à dissoudre* et d'exiger une *alcalinisation artificielle* avec la solution de soude. Cette alcalinisation demande à être faite très exactement : quand elle est insuffisante, on risque de provoquer une crise congestive pendant ou immédiatement après l'injection (*crise nitriloïde*). Les dérivés arsenicaux monosodiques sont en effet moins bien tolérés et plus toxiques que les dérivés disodiques. Quand l'alcalinisation est exagérée, il peut se produire des *thromboses veineuses* aseptiques.

L'Arsénobenzol exige d'être dissous dans une quantité de véhicule relativement considérable, les solutions concentrées de ce produit étant irritantes pour les veines. Cette irritation se traduit fréquemment par une *douleur gravative* plus ou moins accentuée, remontant souvent jusqu'à l'épaule, en suivant le trajet de la veine où l'injection a été pratiquée. Assez fréquemment, il se produit ultérieurement, dans ces cas, une thrombose aseptique de la veine.

L'injection intraveineuse d'Arsénobenzol doit être faite avec un soin particulier ; l'épanchement hors de la veine d'une quantité de liquide, si faible soit-elle, détermine de vives douleurs, parfois une rougeur et un œdème pseudo-phlegmoneux, quelquefois même des escarres. Ces phénomènes paraissent dus à la soude libre qui se trouve toujours en léger excès dans la solution.

Après l'injection d'Arsénobenzol, ou même au cours de l'injection, le malade est quelquefois frappé de l'*odeur alliacée* du produit, qui imprègne la muqueuse nasale dès que la solution se dissémine dans la circulation. Cette odeur d'ail peut provoquer des *nausées* immédiatement après l'injection. Parfois les nausées se produisent sans avoir été précédées de l'odeur alliacée, mais le fait est relativement peu fréquent. Beaucoup plus rarement, les nausées s'accompagnent de *vomissements* qui peuvent se reproduire pendant quelques heures.

La *diarrhée* est assez fréquente, mais ne dure ordinairement pas plus d'une journée après l'injection.

Quelquefois des *troubles gastriques* plus accentués peuvent se produire. On constate un état saburral et de l'inappétence qui se prolongent souvent plusieurs jours et obligent à espacer les injections.

Enfin on peut voir dans les quelques jours qui suivent la piqûre apparaître des *éruptions cutanées* plus ou moins accentuées. Ces éruptions revêtent le plus souvent la forme d'érythème, tantôt localisé à l'abdomen et aux plis de flexion, tantôt généralisé : érythème scarlatiniforme desquamatif, dont l'évolution se prolonge pendant dix à quinze jours.

Je ne parlerai pas ici de la *fièvre* qui relève de causes spéciales que j'étudierai plus loin, avec les accidents provoqués par les composés arsenicaux.

Tardivement, l'Arsénobenzol est bien toléré et je n'ai jamais noté qu'un cas d'*ictère* après les séries d'injections de ce composé, tandis que je l'ai fréquemment observé après les séries d'injections de Novarsénobenzol, qui paraît beaucoup moins bien toléré par le foie. L'apparition de l'*albuminurie* est aussi tout à fait exceptionnelle.

## Néosalvarsan, Novarsénobenzol, Néoarsénobenzol.

Ce dérivé chimique du composé précédent est un sel neutre et qui, par conséquent, n'exige pas, comme l'Arsénobenzol, d'être artificiellement alcalinisé pour pouvoir être injecté dans les veines. Il en résulte qu'il ne détermine pas, sauf exceptions très rares, de crises nitritoïdes ni de thromboses veineuses.

Il est extrêmement soluble dans l'eau et, comme la solution de Novarsénobenzol ne contient pas de soude en excès, on peut l'injecter sous un *volume très réduit* (Ravaut).

Quand on en injecte quelques gouttes en dehors de la veine, tout se borne habituellement à une douleur assez vive, un peu de rougeur et d'œdème qui disparaissent au bout de quelques jours, parfois de quelques heures.

Les accidents d'intolérance se produisant immédiatement après l'injection, *nausées, vomissements, troubles gastriques*, ne sont pas plus fréquents qu'avec l'Arsénobenzol. Les *éruptions cutanées* s'observent également de temps à autre, mais rarement.

A côté de ces avantages, qui sont considérables, le Novarsénobenzol a un grand inconvénient, c'est de provoquer assez souvent des *ictères tardifs* plus ou moins sérieux. Un mois, deux mois après la série d'injections, on peut voir survenir un ictère apyrétique, qui déprime beaucoup le malade et que nous étudierons en détail avec les accidents provenant de l'emploi des préparations arsenicales.

C'est là un inconvénient qui contrebalance la maniabilité et l'innocuité immédiate du Novarsénobenzol ; c'est un signe de l'action toxique que ce composé arsenical exerce assez fréquemment sur le foie et qui oblige à en suspendre immédiatement l'emploi. Chaque fois que cet ictère est survenu, j'ai renoncé au Novarsénobenzol pour revenir à l'ancien Arsénobenzol qui, sauf dans un cas, a été fort bien toléré et n'a ramené aucun accident toxique.

L'albuminurie a été signalée parfois, mais très rarement, au cours du traitement par le Novarsénobenzol.

## Galyl.

Le Galyl a l'inconvénient d'être beaucoup *moins régulier* dans sa fabrication que les sels précédents. La poudre de Galyl sodique est tantôt jaune, tantôt verdâtre, et ces diffé-rences de coloration sont gênantes pour celui qui utilise ce composé, car elles l'empêchent de distinguer les ampoules qui ont subi une altération. Seules les modifications de l'odeur du produit peuvent avertir qu'il est altéré. Lorsque le Galyl dégage une odeur d'œufs pourris, c'est qu'il est plus ou moins altéré et il serait dangereux de l'utiliser.

La *solubilité* du Galyl varie notablement d'un tube à l'autre, ainsi que la couleur des solutions qui sont tantôt jaunes ou brunâtres et transparentes, tantôt verdâtres et légèrement louches. Pour dissoudre complètement les grumeaux, il faut chauffer légèrement la solution. Encore est-il souvent nécessaire de l'aspirer à travers le tube-filtre pour éviter l'introduction dans la seringue de par-ticules insolubles qu'il serait dangereux d'injecter dans les veines.

Les injections de Galyl sodique déterminent rarement des *crises nitriloïdes* analogues à celles qu'on observe de temps à autre après les injections d'Arsénobenzol ; plus sou-vent elles provoquent des *thromboses veineuses* comme les injections d'Arsénobenzol trop alcalinisées.

Quand on emploie les solutions concentrées les throm-boses veineuses semblent beaucoup plus fréquentes que lorsqu'on utilise les solutions étendues. Elles sont beaucoup plus rares avec le Galyl sodique qu'elles n'étaient avec le Galyl acide.

Dans les jours qui suivent l'injection, le Galyl m'a paru occasionner une *réaction* beaucoup plus vive que l'Arsé-nobenzol ou le Novarsénobenzol. La *fièvre* est fréquente, les *nausées* et les *vomissements* sont souvent assez durables

les *troubles dyspepliques* plus marqués qu'avec les composés précédents, et le malade est souvent *très déprimé* pendant quelques jours. Ces phénomènes restent rares tant qu'on se tient aux doses faibles (0 gr. 10 et 0 gr. 20) mais m'ont paru devenir fréquents lorsque l'on atteint des doses de 0 gr. 40 et au-dessus.

Enfin, tardivement, j'ai noté, quelques semaines après les injections de Galyl, plusieurs cas d'*ictère* identique à l'ictère qu'on observe parfois après les séries de Novarsé-nobenzol. L'albuminurie a été quelquefois, observée.

Tels sont les faits que j'ai à signaler chez les malades traités par le Galyl, qui, au point de vue clinique, m'a paru agir presque aussi rapidement que l'Arsénobenzol ou le Novarsénobenzol sur les accidents spécifiques légers de la période secondaire, souvent si contagieux.

## Luargol.

Le Luargol a été présenté, ainsi que je l'ai dit plus haut, sous différentes formes successives. Les dernières, le Disodo-Luargol et le Cupro-Luargol, sont de beaucoup les plus maniables.

Le Disodo-Luargol donne une solution d'un brun noi-râtre. Il est très soluble dans l'eau distillée. M. Danysz recommande de filtrer la solution, mais je n'ai jamais observé la formation de grumeaux insolubles.

L'alcalinisation, conseillée par certains, ne me paraît pas indispensable et c'est un procédé qui risque toujours de rendre la solution caustique et qui, par suite, est sus-ceptible de déterminer des thromboses veineuses. En outre, l'alcalinisation artificielle rend la solution encore plus douloureuse qu'elle ne l'est normalement, lorsque quelques gouttes ont été injectées en dehors de la veine. La solution de Luargol est déjà très irritante par elle-même et la moindre goutte injectée hors du vaisseau pro-voque des douleurs extrêmement vives.

Le Disodo-Luargol semble aussi bien toléré que le

Novarsénobénzol et ne provoque pas plus de nausées ni d'accidents tardifs. L'ictère tardif paraît très rare, ainsi que l'albuminurie.

Le Cupro-Luargol paraît également bien toléré dans la plupart des cas. Certaines séries cependant déterminent des réactions vives (fièvre, nausées, abattement). Il est possible, comme je le disais plus haut, que le composé soit altéré dans ces cas, mais sa couleur foncée empêche de soupçonner une oxydation qui modifie profondément la couleur des autres composés.

### Sulfarsénol.

En solution, le Sulfarsénol semble se conserver beaucoup plus longtemps sans s'altérer que l'Arsénobenzol, le Novar-sénobenzol et le Galyl.

Il serait moins irritant pour les tissus que les autres composés ; aussi pourrait-on l'injecter dans les muscles en solution aqueuse.

Injecté dans les veines, il est habituellement très bien toléré. Je n'ai pas observé de réaction fébrile à la suite d'injection de Sulfarsénol, les nausées sont rares. J'ai cependant observé deux cas de crises nitritoïdes et un ictère au cours de cette médication.

Pour plus de commodité, j'ai résumé dans un tableau d'ensemble les différentes particularités présentées par chacun des composés arsenicaux que je viens de passer en revue. (Voy. p. 44.)

### 2° EFFICACITÉ

L'efficacité des divers composés arsenicaux doit être étudiée dans ses effets immédiats (blanchiment des accidents) et dans ses effets tardifs (modification de la séro-réaction).

Pour rester dans des conditions expérimentales aussi

identiques que possible, je considérerai exclusivement les modifications de la séro-réaction provoquées chez les malades traités par une seule série d'injections pendant la période primaire et la période secondaire. Mais il faut encore considérer les résultats immédiats et les résultats éloignés. Une séro-réaction qui devient rapidement négative peut redevenir positive lorsqu'on suspend la médication ; il est donc intéressant de rechercher quelle est la préparation qui donne les résultats les plus fixes.

## Arsénobenzol et Novarsénobenzol.

1° *Blanchiment des accidents.* — L'action des deux composés paraît à peu près aussi rapide. Lorsqu'on traite un accident primitif, les tréponèmes disparaissent en quelques heures de la surface de l'ulcération. Marshalko dit qu'il est impossible d'en trouver trace cinq heures après l'injection. La cicatrisation se fait habituellement après trois ou quatre piqûres, sauf si le chancre est très étendu ou s'il est phagédénique. L'induration rétrocède assez vite, mais elle persiste plus ou moins suivant son étendue et son épaisseur (¹).

La roséole disparaît d'ordinaire après une ou deux piqûres ; les syphilides papuleuses cèdent un peu plus lentement et suivant le degré de l'infiltration qui les accompagne. Les plaques muqueuses se cicatrisent parfois après la première piqûre, plus souvent après la deuxième ou la troisième. Les tréponèmes y sont impossibles à retrouver dès le lendemain de la première injection.

Les syphilides tertiaires disparaissent plus ou moins vite, suivant l'étendue ou la profondeur des lésions. Les céphalées

---

(¹) Quand le traitement d'une syphilis primaire est suspendu après une seule série d'injections faite suivant les indications que nous donnons plus loin, on voit quelquefois des récidives d'accidents. Ceux-ci revêtent le plus souvent le type des accidents secondaires cutanés ou muqueux (roséole de retour, plaques muqueuses, etc.) ou des accidents secondaires nerveux (neuro-récidives) tels que la paralysie faciale.

| | ARSÉNOBENZOL | NOVARSÉNOBENZOL |
|---|---|---|
| Caractères généraux. | Produit très régulier, jaune citrin, adhérent au verre, à odeur alliacée. A rejeter s'il devient rouge-brique ou brun. | Très régulier, jaune pâle, non adhérent au verre, à odeur alliacée. A rejeter s'il devient jaune foncé ou brunâtre. |
| Conservation en ampoules. | Très bonne. | Très bonne. |
| Solubilité. | Relativememt faible. | Très grande. |
| Conservation en solution. | Bonne. | Médiocre. |
| Dissolvant à employer. | Eau distillée. Alcaliniser avec less$^{ve}$ de soude. | Eau distillée. |
| Taux de la solution. | Au minimum, 15$^{cc}$ d'eau distillée par 0$^{gr}$,10 d'Arsénobenzol. | Concentration *ad libitum.* |
| Tolérance : *a)* Immédiate. Crises nitritoïdes. Thromboses veineuses. | Fréquentes si alcal. insuffisante. Fréquentes si alcal. exagérée. | Exceptionnelles. Exceptionnelles. |
| *b)* Secondaire. Nausées. Diarrhée. Troubles gastriques. Éruptions. | Assez fréquentes. Assez fréquente. Rares. Rares. | Rares. Rare. Rares. Très rares. |
| *c)* Tardive. Ictère. Albuminurie. | Très rare. Très raré. | Assez fréquent. Très rare. |

| GALYL | DISODO-LUARGOL | CUPRO-LUARGOL | SULFARSÉNOL |
|---|---|---|---|
| Produit irrégulier, jaune ou verdâtre, peu odorant. A rejeter s'il prend une odeur d'œufs pourris. | Produit très régulier, gris noirâtre. | Produit variable gris noirâtre. | Produit très régulier, jaune pâle. |
| Mauvaise. | Bonne | Bonne | ? |
| Irrégulière. | Très grande. | Très grande. | Très grande. |
| Médiocre. | ? | ? | Très bonne. |
| Eau distillée. | Eau distillée. | Eau distillée. | Eau distillée. |
| Inj. concent. : 10cc de sérum par 0gr,20 de Galyl. Inj. dil. : 20 à 40cc p. 0gr,20 de Galyl. | 5 à 10cc pour toutes doses. | 5 à 10cc pour toutes doses. | Concentration *ad libitum.* |
| Exceptionnelles. | Exceptionnelles. | | Rares. |
| Fréquentes. | Exceptionnelles. | | Pas observées. |
| Fréquentes. | Rares. | Très variable. | Rares. |
| Fréquente. | Rare. | | Rare. |
| Fréquents. | Rares. | | Rares. |
| Assez rares. | Rares. | | Rares. |
| Assez fréquent. | Rare. | | Observé. |
| Très rare. | Très rare. | | Pas observée. |

tertiaires cèdent presque toujours après la première injection.

2º *Modifications de la séro-réaction.* — Examinons deux séries de malades traités les uns au cours de la période primaire, les autres au cours de la période secondaire et chez lesquels la séro-réaction s'est montrée positive avant le début du traitement. Dix-neuf de ces malades ont été traités par l'Arsénobenzol, soixante et onze par le Novarsénobenzol ([1]).

Voici les résultats immédiats obtenus après une série de piqûres ; les doses atteintes ont été au total de 1 gr. 80 à 2 gr. 20 d'Arsénobenzol et de 5 gr. 40 à 6 gr. 50 de Novarsénobenzol par série d'injections.

1º SYPHILIS PRIMAIRE (S.-R. POSITIVE AVANT TRAITEMENT).

*Résultats immédiats après une série d'injections.*

| ARSÉNOBENZOL | | NOVARSÉNOBENZOL | |
|---|---|---|---|
| Résultats positifs. | 3 soit 30% | Résultats positifs. | 11 soit 50% |
| Résultats négatifs. | 7 soit 70% | Résultats négatifs. | 11 soit 50% |

2º SYPHILIS SECONDAIRE (S.-R. POSITIVE AVANT TRAITEMENT).

*Résultats immédiats après une série d'injections.*

| ARSÉNOBENZOL | | NOVARSÉNOBENZOL | |
|---|---|---|---|
| Résultats positifs. | 3 soit 33% | Résultats positifs. | 32 soit 65% |
| Résultats négatifs. | 6 soit 66% | Résultats négatifs. | 17 soit 35% |

Mais voyons ce que les résultats négatifs obtenus après une série d'injections deviennent ultérieurement.

Parmi les malades traités, les uns ont pu être suivis, mais un certain nombre a échappé au contrôle médical ultérieur, comme on le verra ci-dessous.

([1]) Les statistiques que je donne sont basées sur un nombre de cas assez restreint ; cela tient à ce que je ne cite que des cas que j'ai personnellement observés et des malades chez lesquels les recherches sérologiques ont été faites avant et après le traitement.

ÉVOLUTION DES RÉSULTATS NÉGATIFS ([1])
OBTENUS APRÈS UNE SÉRIE D'INJECTIONS

*Syphilis primaire.*

| | ARSÉNOBENZOL | | | NAVARSÉNOBENZOL | |
|---|---|---|---|---|---|
| Sur 7 résultats négatifs. | Malades non suivis. | 4 | Sur 11 résultats négatifs. | Malades non suivis. | 5 |
| | Malades suivis. { Maintenus négatifs. | 3 (100 %) | | Malades suivis. { Maintenus négatifs. | 4 (66 %) |
| | Redevenus positifs. | 0 | | Redevenus positifs. | 2 (33 % |
| Pourcentage des malades suivis dont la séro-réaction est restée définitivement négative. | | 70 % | Pourcentage des malades suivis dont la séro-réaction est restée définitivement négative. | | 33 °p |

*Syphilis secondaire.*

| | ARSÉNOBENZOL | | | NAVARSÉNOBENZOL | |
|---|---|---|---|---|---|
| Sur 6 résultats négatifs. | Malades non suivis. | 3 | Sur 17 résultats négatifs. | Malades non suivis. | 10 |
| | Malades suivis. { Maintenus négatifs. | 2 (66 %) | | Malades suivis. { Maintenus négatifs. | 4 (57 %) |
| | Redevenus positifs. | 1 (33 %) | | Redevenus positifs. | 3 (43 %) |
| Pourcentage des malades suivis dont la séro-réaction est restée définitivement négative. | | 44 % | Pourcentage des malades suivis dont la séro-réaction est restée définitivement négative. | | 20 % |

EN RÉSUMÉ, les résultats immédiats de l'Arsénobenzol et les résultats éloignés obtenus avec ce médicament sont nettement supérieurs aux résultats que donne le Novarsénobenzol.

Cette différence est d'autant plus frappante que les résultats obtenus avec l'Arsénobenzol datent de 1912 et 1913, époque à laquelle je me bornais à faire des séries de six injections de 0 gr. 30 d'Arsénobenzol (au total 1 gr. 80) tandis que les résultats obtenus avec le Novarsénobenzol sont ceux que j'ai eus pendant ces derniers mois, après des séries de huit injections de Novarsénobenzol graduées de 0 gr. 15 ou de 0 gr. 30 à 1 gr, 20 (au total 5 gr. 40 à 6 gr, 45 de sel).

Récemment M. Queyrat a publié ([2]) ses résultats qui concordent absolument avec les miens.

([1]) Le contrôle auquel les malades ont été soumis porte sur une période de six à douze mois.
([2]) QUEYRAT, La meilleure préparation arsenicale dans le traitement de la syphilis virulente (*Soc. de Derm. et de Syph.*, mai 1919).

## Galyl.

1º *Blanchiment des accidents.* — Quand les accidents sont légers, on obtient avec le Galyl des résultats immédiats presque aussi prompts qu'avec les composés précédents. La disparition des tréponèmes à la surface des ulcérations primaires ou secondaires, la guérison des plaques muqueuses, se font dans un laps de temps à peu près aussi court qu'avec l'Arsénobenzol et le Novarsénobenzol. Les accidents papuleux m'ont paru résister un peu plus longtemps qu'avec les deux sels précédents, mais les résultats sont surtout plus lents quand on s'attaque aux lésions profondes ou étendues pour lesquelles des doses élevées et répétées d'Arsénobenzol ou de Novarsénobenzol sont nécessaires.

Dès qu'on veut élever les doses de Galyl, les injections provoquent chez les malades une réaction et une fatigue très marquées qui obligent en général à se limiter aux doses maxima de 0 gr. 30 ou de 0 gr. 40. Ces doses agissent plus lentement que les doses élevées d'Arsénobenzol et de Novarsénobenzol qui, presque toujours, sont bien tolérées ; aussi, pour obtenir des résultats analogues, est-on obligé de multiplier les injections de Galyl.

Donc, lorsqu'on fait usage de l'ancien Galyl, qui est alcalinisé grâce au carbonate de soude, on est amené à conclure que ce sel détermine, quand on l'emploie à doses élevées, des réactions trop fréquentes pour qu'on puisse dépasser la dose de 0 gr. 40, dose moins active que les doses élevées d'Arsénobenzol ou de Novarsénobenzol qu'on peut utiliser couramment sans déterminer de réaction.

Si l'on considère la durée des résultats, le Galyl paraît donner des effets nettement inférieurs à ceux de l'Arsénobenzol ou du Novarsénobenzol. Sur une centaine de malades traités par le Galyl pour syphilis primaire, le Dr Epaulard, de Fez, a constaté quatre cas de *chancre redux* un mois environ après une série d'injections représentant un minimum de 2 grammes de Galyl (un des malades avait reçu 4 grammes de Galyl).

2º *Modifications de la séro-réaction.*

STATISTIQUE COMPARÉE DES MALADES TRAITÉS PAR UNE SÉRIE DE NOVARSÉNOBENZOL (5 GR. 40 A 6 GR. 50) ET PAR UNE SÉRIE DE GALYL (2 A 3 GR.) DU 1er MAI 1916 AU 1er MAI 1917.

*Syphilis primaire (S.-R. positive avant traitement).*

| NOVARSÉNOBENZOL | | | GALYL | | |
|---|---|---|---|---|---|
| Résultats positifs.... | 11 | 50 % | Résultats positifs. . | 8 | 100 %. |
| Résultats négatifs.... | 11 | 50 % | Résultats négatifs. . | 0 | 0 % |

*Syphilis secondaire (S.-R. positive avant traitement).*

| NOVARSÉNOBENZOL | | | GALYL | | |
|---|---|---|---|---|---|
| Résultats positifs... | 32 | 65 % | Résultats positifs... | 18 | 78 % |
| Résultats négatifs... | 17 | 35 % | Résultats négatifs... | 5 | 22 % |

*Résultats éloignés du Galyl (Syphilis secondaire).*

| Sur | ( Malades non suivis............. | 0 |
|---|---|---|
| 5 résultats | Malades ↓ Maintenus négatifs...... | 1 |
| négatifs. | suivis. ⎰ Redevenus positifs.... | 4 |

Pourcentage des malades suivis dont la séro-réaction est restée définitivement négative.. 4 %

Malgré l'infériorité relative du Galyl sur les deux sels précédents, je considère néanmoins ce produit comme un excellent antisyphilitique. On obtiendra de très bons résultats en multipliant les injections sans dépasser les doses de 0 gr. 20 à 0 g. 30 au maximum. Il suffit donc de prolonger les séries de piqûres pour obtenir des résultats à peu près comparables à ceux de l'Arsénobenzol et du Novarsénobenzol, qui conservent l'avantage d'être mieux tolérés et de donner des effets plus rapides.

## Luargol.

1º *Blanchiment des accidents.* — L'action du Disodo-Luargol et du Cupro-Luargol sur les accidents légers m'a paru nettement inférieure à celle de l'Arsénobenzol tant qu'on emploie des doses faibles de Luargol (0 gr. 05, 0 gr. 10). On a signalé des chancres redux après huit injections de Luargol ([1]). Les doses plus élevées agissent à peu près aussi rapidement que les doses correspondantes d'Arsénobenzol sur les lésions telles que la roséole ou les plaques muqueuses.

Lorsqu'on traite des accidents graves, des syphilides tertiaires profondes et étendues, le blanchiment est moins rapide qu'avec les autres composés arsenicaux. La question des doses me paraît ici fort importante. Pour blanchir ces accidents à l'aide de l'Arsénobenzol ou du Novarsénobenzol, on monte progressivement jusqu'aux doses de 0 gr. 60 pour l'Arsénobenzol et, pour le Novarsénobenzol, jusqu'aux doses de 0 gr. 90, 1 gr. 05, 1 gr. 20 (et quelquefois davantage). Le Disodo-Luargol est employé jusqu'à présent aux doses maxima de 0 gr. 30 à 0 gr. 40. Une série de huit injections de Luargol (0,15-0,20-0,25-0,30 et quatre injections de 0,40) donne un poids total de 2 gr. 50 de Disodo-Luargol injecté ([2]). Une série de huit injections de Novarsénobenzol, dosées de 0 gr. 15 à 1 gr. 20, permet d'injecter un poids total de 5 gr. 40 de Novarsénobenzol.

Admettre que 2 gr. 50 de Disodo-Luargol agiront aussi bien que 5 gr. 40 de Novarsénobenzol, c'est admettre que l'adjonction de l'antimoine et de l'argent au dioxydiamidoarsénobenzol augmente de plus du double son action curative. Cela paraît bien douteux et l'expérience des faits ne contredit pas cette improbabilité.

([1]) BLANC, *Ann. des mal. vén.*, 1916, p. 97.
([2]) Cette dose est encore supérieure aux doses conseillées par le fabricant, qui recommande seulement de pousser jusqu'à 1 gr. 20 ou 1 gr. 50 de Luargol.

On peut en dire autant du Cupro-Luargol.

2° *Modifications de la séro-réaction.* — Les résultats du traitement par le Disodo-Luargol sont nettement inférieurs à ceux qu'on obtient par l'emploi de l'Arsénobenzol et même du Novarsénobenzol. Le Cupro-Luargol est d'un emploi très difficile, car certaines séries entraînent des réactions si vives qu'on renonce rapidement à son emploi.

### Sulfarsénol.

1° *Blanchiment des accidents.* — Les résultats m'ont paru moins rapides qu'avec le Novarsénobenzol ; certaines formes de syphilides papuleuses secondaires cèdent assez lentement à cette médication.

2° *Modifications de la séro-réaction.* — La courte expérience que nous possédons ne permet pas encore de conclusions définitives. Les observations publiées par Lévy-Bing ([1]), par Bernard ([2]) montrent seulement que la séro-réaction ne devient presque jamais négative après la première série d'injections, alors que ce résultat est fréquemment obtenu avec le Novarsénobenzol et surtout avec l'Arsénobenzol.

Comme pour le Luargol, la question de dose paraît importante ; la gradation des doses de Sulfarsénol est beaucoup plus lente que celle du Novarsénobenzol, par suite la dose totale injectée en une série est beaucoup plus faible c'est vraisemblablement la raison de cette différence.

**En résumé,** l'Arsénobenzol et le Novarsénobenzol paraissent à la fois mieux tolérés et plus actifs que les deux autres composés arsenicaux, tout au moins aux doses où ces composés sont actuellement employés. La supériorité d'action du premier me paraît indiscutable, et c'est l'Arsénobenzol que j'emploie personnellement le plus

---

[1] *Ann. des mal. vén.*, sept. 1919.
[2] *Le Scalpel* (Bruxelles), octobre 1919.

volontiers. Mais, si l'on a en vue la nécessité de mettre
dans toutes les mains le traitement arsenical, la commodité des manipulations, le défaut de troubles locaux ou
généraux après les injections, la facilité d'élever les doses
quand on combat des accidents résistants, font pencher la
balance en faveur du Novarsénobenzol.

Les autres composés (Galyl, Luargol, Sulfarsénol) sont
certainement moins actifs que le Novarsénobenzol ou le
Néoarsénobenzol. Ce fait me paraît incontestablement dû
aux doses plus faibles auxquelles on doit se limiter sur
l'avis des fabricants. Ces sels sont tirés de l'Arsénobenzol
par l'adjonction de Phosphore (Galyl), d'Antimoine, d'Argent et de Cuivre (Luargol et Cupro-Luargol, de Sulfite de
soude (Sulfarsénol). Nul doute que ces adjonctions ne
renforcent pas suffisamment l'activité des produits pour
permettre de réduire notablement les doses. On s'explique
que ces composés demeurent moins actifs que l'Arsénobenzol et le Novarsénobenzol qui s'emploient à doses
beaucoup plus fortes.

Dans les cas où il y a intolérance pour un composé, les
autres sont souvent fort bien tolérés. Ainsi, quand l'Arsénobenzol détermine des phénomènes d'intolérance, le Novarsénobenzol est souvent très bien accepté.

Quand ce dernier sel provoque des nausées, des éruptions, de l'ictère, on peut continuer la médication avec le
Luargol ou le Sulfarsénol.

La multiplicité des composés arsénicaux est donc une
excellente chose. Elle permet de recourir à des *médicaments de substitution* quand celui qu'on a essayé est mal
supporté.

Cette substitution d'un produit à l'autre est particulièrement utile dans les cas où l'on fait des injections nombreuses et fréquentes, comme dans le traitement des localisations nerveuses de la syphilis. En tâtonnant, on arrive à
trouver le produit le mieux toléré par tel ou tel malade ou,
en alternant, on parvient à faire supporter la médication
à des individus qui semblaient absolument intolérants.

## DE LA VALEUR DU TRAITEMENT MIXTE
### HYDRARGYRO-ARSENICAL .

Beaucoup de médecins se sont ralliés au traitement mixte hydrargyro-arsenical.

Les uns commencent par faire à leurs malades une série d'injections mercurielles avant d'entreprendre la cure arsenicale.

D'autres poursuivent chez tous les malades soumis à leurs soins une cure simultanée de mercure et d'arsenic (certains vont même jusqu'à y adjoindre l'iodure de potassium).

D'autres enfin commencent par attaquer les accidents spécifiques avec les sels arsenicaux et, une fois ces accidents disparus, instituent une cure mercurielle prolongée basée sur l'ancien type de la cure de quatre années.

Quels sont les avantages et les inconvénients de cet emploi du mercure avant, pendant ou après le traitement arsenical?

### 1° Cure mercurielle avant le traitement arsenical.

Le mercure est employé par quelques médecins dans le but d'éviter la réaction souvent provoquée au début du traitement de la syphilis par les injections arsenicales qui, pendant quelques jours, accentuent les symptômes morbides avant de les faire rétrocéder.

Cette réaction, étudiée par Herxheimer, se manifeste le lendemain de la première injection. Lorsqu'on traite un malade atteint de roséole, on constate une congestion des taches de roséole ; celles-ci deviennent plus rouges, plus nettes, plus nombreuses qu'avant la piqûre, mais elles s'atténuent et disparaissent au bout de quelques jours.

Cette réaction congestive, que nous étudierons plus loin en détail, se produit à toutes les périodes de la syphilis et peut présenter une extrême gravité lorsqu'elle se localise à des organes comme le cerveau, le cœur ou les reins.

Supposant que cette réaction était due à l'attaque trop violente du tréponème par un médicament d'une activité exceptionnelle, certains médecins ont donc pris l'habitude de pratiquer, avant la cure arsenicale, quelques injections mercurielles, presque toujours des injections intraveineuses de cyanure de mercure, destinées à commencer l'attaque du microorganisme de la syphilis et à atténuer la réaction congestive qui se produit après les premières injections arsenicales.

Or, cette réaction peut être à coup sûr atténuée et rendue inoffensive par l'emploi de très petites doses de sels arsenicaux au début de la médication, doses qu'on élève progressivement. J'ai souvent insisté pour que, chez les syphilitiques secondaires, le Novarsénobenzol fût toujours administré à la dose de 0 gr. 15 au maximum pour la première injection, l'Arsénobenzol à la dose de 0 gr. 10. Lorsque l'on constate des phénomènes qui peuvent faire redouter une gravité particulière de la réaction congestive, par exemple l'existence d'une méningite secondaire, la dose de début doit être réduite encore et l'élévation des doses doit être particulièrement lente.

*L'emploi des petites doses au début de la médication arsenicale annule les dangers de la réaction congestive locale et rend inutile l'emploi du mercure avant les injections arsenicales.*

De plus, l'emploi du mercure a l'immense désavantage de retarder le début de la médication véritablement active. La plupart des syphiligraphes admettent aujourd'hui que la syphilis primaire peut être stérilisée à coup sûr si on traite le malade avant que la séro-réaction soit devenue positive. On a constaté, dans ces conditions, des cas de réinfection assez nombreux ; j'en ai publié un cas. Or, c'est renoncer à l'espoir d'une stérilisation d'emblée que d'employer le mercure au début du traitement de la syphilis primaire, car c'est donner à la séro-réaction le temps de devenir positive lorsqu'elle ne l'est pas encore, c'est donc donner au tréponème encore localisé le temps de se disséminer dans l'économie, c'est par suite rendre la guérison de la syphilis beaucoup plus difficile à atteindre.

Quand la période primaire est plus avancée, c'est-à-dire quand la séro-réaction est devenue positive, l'emploi du mercure avant la médication arsenicale n'est pas plus justifié, car il fait reculer de plusieurs jours le début du traitement actif, et je considère ce procédé, toutes proportions gardées, comme aussi injustifié que d'attendre l'apparition des accidents secondaires pour poser le diagnostic de chancre induré et pour commencer le traitement.

Au cours de la période secondaire, il en est de même. Plus on attend pour commencer le traitement arsenical, plus le porteur d'accidents contagieux a de chances de disséminer la syphilis autour de lui.

A la période tertiaire, la réaction congestive locale est ordinairement peu accentuée et peu dangereuse. A la période tertiaire comme aux autres stades de la syphilis, rien ne milite en faveur de l'emploi du mercure avant les composés arsenicaux.

Je considère donc l'emploi du mercure avant la médication arsenicale non seulement comme inutile, mais comme nuisible à toutes les périodes de la syphilis.

## 2° Cure mercurielle parallèle au traitement arsenical.

Actuellement quelques médecins traitent leurs syphilitiques en intercalant des injections de sels mercuriels solubles (cyanure de mercure intraveineux le plus souvent) entre les injections arsenicales qu'ils pratiquent hebdomadairement. Cette méthode a-t-elle une réelle valeur et doit-on songer à renoncer, pour l'adopter, à l'un des grands avantages du traitement arsenical qui est d'être un traitement essentiellement ambulatoire? La rapidité de la cicatrisation des accidents spécifiques contagieux dès les premières injections arsenicales permet, en effet, de laisser circuler les malades sans craindre de les voir disséminer la syphilis. Est-il réellement indiqué de renoncer à ce mode de traitement pour revenir à l'hospitalisation des syphilitiques et à un traitement quotidien? C'est ce que nous allons examiner.

Ceux qui recommandent cette méthode mixte se basent sur le fait suivant ; c'est que les malades traités par eux de cette façon auraient présenté des récidives d'accidents beaucoup plus rarement ou beaucoup plus tardivement que les malades traités par les seuls sels arsenicaux.

Mais, dans tous les cas qui nous sont rapportés, je considère le traitement arsenical qui a été appliqué comme notoirement insuffisant. Certains des adeptes de la méthode mixte conseillent, au début, trois ou quatre injections de Novarsénobenzol, séparées par des injections mercurielles intraveineuses. D'autres poussent la médication arsenicale jusqu'à cinq ou six injections, rarement plus, puis la suppriment.

Dans aucun de ces cas, les partisans de ces méthodes mixtes ne peuvent espérer arriver à la guérison véritable de la syphilis, que nous espérons, au contraire, atteindre par la cure arsenicale prolongée et contrôlée.

Ceux qui se sont ralliés à la méthode mixte affirment qu'elle protège mieux les malades que les injections d'Arsénobenzol employées seules ; mais ce n'est qu'une affirmation. On ne peut considérer comme une preuve les statistiques établies pendant la guerre sur des malades qui, pour la plupart, ne pouvaient se présenter, quand leurs accidents récidivaient, au médecin qui les avait d'abord traités.

La seule preuve ayant quelque valeur, c'est l'examen systématique de la séro-réaction chez des malades ayant subi un traitement mixte par le mercure et les préparations arsenicales ; j'exposerai plus loin les résultats que ces recherches m'ont donnés.

Cette méthode mixte a pris naissance pendant la guerre,

à un moment où l'on était obligé d'hospitaliser les syphilitiques pour pouvoir les traiter. Beaucoup de médecins ont alors pratiqué des injections mercurielles entre les injections de Novarsénobenzol, pour ne pas laisser leurs malades sans traitement six jours sur sept ; d'autres l'ont fait pour réduire le nombre des injections arsenicales auxquelles ils étaient moins accoutumés qu'aux injections mercurielles. Pour réduire au minimum le séjour des malades dans les formations hospitalières, il m'a paru infiniment plus efficace de rapprocher les injections de Novarsénobenzol, et, au lieu de faire pendant quatre ou cinq semaines une injection arsenicale hebdomadaire suivie de quelques injections intraveineuses de cyanure de mercure, j'ai trouvé plus rationnel de serrer les injections arsenicales pour arriver à pratiquer dans le même laps de temps huit injections de Novarsénobenzol à doses croissantes jusqu'à 1 gr. 20, ce qui porte à 6 grammes environ le total du médicament injecté.

Ce n'est là cependant qu'une opinion personnelle, l'opinion d'un syphiligraphe pour qui le véritable but ne consiste pas seulement à blanchir pour longtemps un malade, mais à le mettre définitivement à l'abri des accidents.

Lorsque, pour une raison quelconque, on ne veut pas rapprocher les premières injections arsenicales, il n'y a pas d'inconvénient à intercaler entre ces injections des piqûres mercurielles. Il m'a seulement semblé que, chez un certain nombre de malades, les injections mercurielles déterminaient un état saburral qui rendait plus fréquente l'apparition des troubles gastriques après les injections arsenicales.

Le cas d'ictère grave rapporté par le D$^r$ Laurent chez un malade ayant subi le traitement mixte hydrargyro-arsenical n'est pas en faveur de cette association (voy. chap. III).
ment précis d'appréciation, c'est l'étude de la séro-réaction après traitement arsenical simple ou après traitement mixte hydrargyro-arsenical.

La principale constatation qui puisse apporter un élé-

Les tableaux ci-dessous résument les résultats immédiats et éloignés obtenus après une série d'injections arsenicales renforcées par des injections mercurielles intercalaires.

## A. Résultats immédiats.

### Syphilis primaire (S.-R. positive avant traitement)

| | | Pourcentage. |
|---|---|---|
| Résultats positifs après traitement............... | 2 | 50 0/0 |
| Résultats négatifs après traitement............... | 2 | 50 0/0 |

### Syphilis secondaire (S.-R. positive avant traitement)

| | | |
|---|---|---|
| Résultats positifs après traitement............... | 6 | 40 0/0 |
| Résultats négatifs après traitement............... | 9 | 60 0/0 |

## B. Résultats éloignés.

### Syphilis primaire

| Sur 2 résultats négatifs. | Malades non suivis............... | | 0 |
|---|---|---|---|
| | Malades suivis. | Maintenus négatifs...... | 2 |
| | | Redevenus positifs...... | 0 |

### Syphilis secondaire

| Sur 9 résultats négatifs. | Malades non suivis............... | | 0 |
|---|---|---|---|
| | Malades suivis. | Maintenus négatifs...... | 2 |
| | | Redevenus positifs...... | 7 |

Les malades sur le traitement desquels cette statistique a été basée ont été traités à l'Infirmerie-Ambulance de Fez. Le composé arsenical employé a été le Novarsénobenzol ; les injections ont été faites hebdomadairement au nombre de quatre ou cinq. Le sel mercuriel utilisé dansl'intervalle des injections arsenicales a été tantôt le biiodure intramusculaire, tantôt le cyanure intraveineux.

Les résultats immédiats du traitement mixte hydrargyro-arsenical paraissent excellents. Au contraire, les résultats éloignés sont inférieurs à ceux que nous avons obtenus avec le traitement arsenical seul, mais poussé à fond.

L'adjonction du mercure au traitement arsenical semblerait donc augmenter le pourcentage des résultats négatifs immédiatement après la fin de la série. Cependant ces résultats ne se maintiennent pas, quand le nombre des injections arsenicales est notablement réduit.

Ces faits sont surtout précis dans la syphilis secondaire, où nous voyons que les résultats définitivement négatifs sont de 13 p. 100 dans nos observations de traitement hydrargyro-arsenical, tandis qu'ils atteignent 44 p. 100 pour l'Arsénobenzol et 20 p. 100 pour le Novarsénobenzol employés seuls et poussés à fond.

La plupart des séro-réactions négatives obtenues rapidement à la suite d'un traitement hydrargyro-arsenical redeviennent très rapidement positives, de sorte que le total des résultats maintenus négatifs est très inférieur à celui que l'on obtient par le traitement arsenical seul quand il est suffisamment prolongé.

Cette constatation est à rapprocher d'un fait que j'ai déjà signalé, à savoir qu'une série d'injections mercurielles amenait souvent un résultat sérologique négatif immédiatement après la série d'injections; mais que ce résultat était toujours *très passagèrement* négatif.

L'adjonction d'un certain nombre d'injections mercurielles à la série d'injections arsenicales ne paraît donc avoir aucune valeur au point de vue de la guérison sérologique de la syphilis.

Pour obtenir de bons résultats, c'est-à-dire une séroréaction définitivement négative à la suite d'un traitement mixte hydrargyro-arsenical, il faut multiplier les injections de composés arsenicaux tout autant que si l'on pratique le traitement arsenical seul. Dès lors, quel est l'intérêt à ne pas supprimer les injections mercurielles?

### 3° Cure mercurielle postérieure au traitement arsenical.

La question de la cure mercurielle prolongée, prescrite pour compléter la cure arsenicale, est plus complexe et doit être, à mon avis, résolue de façon différente, suivant que le médecin peut continuer à surveiller son malade jusqu'à la fin du traitement ou que celui-ci échappe à son contrôle.

Lorsqu'on a le loisir de poursuivre chez un malade la cure arsenicale jusqu'à l'apparition d'une séro-réaction définitivement négative, l'emploi du traitement mercuriel ne me paraît pas absolument indispensable. C'est cependant une bonne précaution, si l'on considère que la séro-réaction est encore une preuve bien imparfaite et une recherche bien difficile à pratiquer pour baser sur elle une décision aussi importante.

Quel est, en effet, le but qu'on se propose en continuant à traiter un malade après que ses accidents ont disparu? C'est d'éviter le retour de ces accidents en détruisant, aussi complètement que possible, le micro-organisme de la syphilis.

Tant que la séro-réaction était inconnue, on n'avait comme guide que la seule disparition des accidents. Mais aujourd'hui, nous savons qu'une fois les accidents cliniques disparus, il persiste encore des modifications humorales qu'un traitement prolongé peut faire disparaître à leur tour. Nous serions donc coupables si nous nous contentions de blanchir les accidents cliniques sans chercher à rendre la séro-réaction négative ; c'est approcher la guérison de plus près que de s'attaquer à la séro-réaction pour la rendre négative, une fois qu'on est victorieux des accidents.

Se contenter de blanchir les accidents par quelques injections arsenicales et passer ensuite au traitement mercuriel, c'est revenir à l'ancien traitement aveugle et uniforme, poursuivi sans contrôle possible pendant un certain nombre d'années. On sait, en effet, que la séro-réaction n'est pas durablement influencée par le mercure, et cette réaction est actuellement le seul guide nous permettant d'apprécier combien de temps le traitement doit être encore continué chez des malades blanchis de leurs accidents. Adopter le traitement mercuriel complémentaire à un simple traitement arsenical de blanchiment, c'est donc renoncer à tout guide précis pour la durée que doit avoir ce traitement de complément.

Au contraire, le traitement arsenical, systématiquement prolongé après la disparition des accidents, permet d'amener régulièrement la séro-réaction à la négative dans le sang et dans le liquide céphalo-rachidien.

En conséquence, chaque fois qu'on pourra suivre le traitement d'un malade jusqu'à disparition des modifications humorales dues à la syphilis, il n'y aura aucune raison valable qui autorise à remplacer le traitement arsenical par le traitement mercuriel avant qu'une séro-réaction définitivement négative soit obtenue.

Une fois ce résultat atteint, on peut conseiller une cure complémentaire mercurielle. Pour certains c'est une superfétation, pour d'autres c'est une sérurité de plus ; en tout cas, cette façon de procéder n'a rien qui puisse nuire au malade, si on passe à la médication mercurielle une fois que la séro-réaction définitivement négative est obtenue. Le changement de médication est, au contraire, très nuisible s'il est fait avant que les modifications humorales, derniers symptômes de la syphilis, aient disparu, puisqu'on substitue alors à une médication capable d'agir sur ce dernier symptôme de la syphilis une médication sans action précise sur lui.

Donc, pour n'être pas nuisible, la méthode mixte doit être employée de la façon suivante :

1º Pousser le traitement arsenical jusqu'à ce qu'on obtienne une séro-réaction complètement et définitivement négative dans le sang et dans le liquide céphalo-rachidien.

2º On peut alors prescrire un traitement mercuriel prolongé sans nuire au malade. Prescrire au contraire ce traitement mercuriel avant d'avoir obtenu par le traitement arsenical une séro-réaction définitivement négative, c'est, je le répète, priver le malade d'un des principaux avantages de la cure arsenicale.

La question doit être résolue différemment quand le malade échappe au contrôle du médecin, lorsqu'il se trouve dans l'impossibilité de continuer jusqu'au résultat sérologique complet la cure arsenicale. Dans ces conditions, il est prudent de lui conseiller de ne pas renoncer à tout traitement et, à défaut de traitement arsenical, on lui recommandera un traitement mercuriel, toujours facile à suivre dans quelque condition que le malade se trouve. Ce traitement pourra être basé sur le type du traitement de fond de Fournier et poursuivi pendant quatre années si le malade est pour toujours dans l'impossibilité de se soumettre à un traitement arsenical.

Ce qu'il faut bien dire, c'est que ce traitement mercuriel complémentaire, poursuivi sans contrôle avant que la séro-réaction soit devenue négative, n'est qu'un pis-aller et, chaque fois qu'il sera possible de vérifier ultérieurement l'état de tels malades par une séro-réaction et une ponction lombaire, on devra le faire sans hésiter et reprendre le traitement arsenical si ces épreuves montrent que toute trace de l'infection syphilitique n'a pas disparu.

Le traitement mercuriel complémentaire pourra être réalisé par les injections hebdomadaires de calomel ou d'huile grise qui, pour les traitements de fond, pratiqués chez des syphilitiques sans accidents, paraissent donner des résultats supérieurs aux injections de sels solubles.

*En résumé, chaque fois que le traitement arsenical peut être poussé jusqu'à la fin sous le contrôle de la séro-réaction, le traitement mercuriel complémentaire n'est pas absolument indispensable. Celui-ci ne devient nécessaire que si on est obligé de supprimer le traitement arsenical avant d'être sûr que la séro-réaction est devenue définitivement négative* (1).

(1) L'étude de la séro-réaction du sang doit être complétée par l'examen du liquide céphalo-rachidien (voir signes de la guérison).

# CHAPITRE II

# REGLES DU TRAITEMENT
# PAR LES PRÉPARATIONS ARSENICALES

### I. — TECHNIQUE DES INJECTIONS

**Dispositions générales.** — Pour pratiquer l'injection intraveineuse, on pourra étendre le malade sur un lit ou sur une table d'opérations. Le bras sera alors écarté du corps à angle droit et reposera, la paume de la main tournée en haut, sur une tablette qui le soutiendra pendant l'opération. On peut se contenter de faire asseoir le patient et de lui faire poser horizontalement le bras sur une table, à condition que celle-ci soit assez haute pour que le bras soit complètement étendu et soutenu dans toute sa longueur.

On recommande souvent de laisser le malade à jeun quelques heures avant l'injection ou de lui conseiller l'absorption d'une tasse de café ; cette précaution n'est pas indispensable, mais elle a l'avantage d'éviter le rejet des aliments chez ceux qui sont sujets aux nausées après l'injection et de rendre les syncopes plus rares. C'est donc une bonne précaution à observer au début du traitement.

**Choix de la veine.** — Chez l'adulte, l'injection intraveineuse se pratique de préférence au pli du coude, où les veines sont superficielles et volumineuses.

Pour les rendre plus saillantes, on place, à la partie moyenne ou inférieure du bras, un lien élastique, tube ou ruban de caoutchouc, qu'on fixe par une pince hémostatique ou par tout autre moyen permettant de relâcher instantanément la constriction.

La compression doit être assez modérée pour permettre

l'arrivée du sang artériel (le pouls radial doit rester franchement perceptible) et assez serrée pour gêner le retour du sang veineux. Quand les veines ne se dessinent pas nettement sous la peau, on peut augmenter leur réplétion en faisant ouvrir et fermer à plusieurs reprises la main du patient.

On connaît la disposition classique des veines du pli du coude, qui dessinent habituellement une sorte d'M majuscule. Les deux jambages sont représentés par les deux veines latéralesde l'avant-bras, la radiale et la cubitale superficielles, entre lesquelles monte la veine médiane.

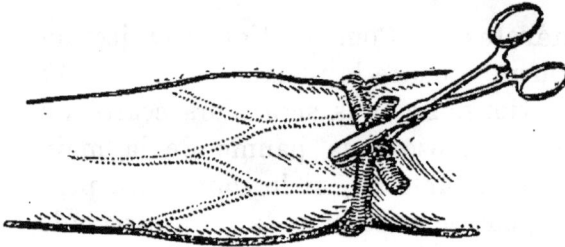

Fig. 3.

Une anastomose relie cette dernière à la veine cubitale superficielle, c'est la médiane basilique. Du confluent naît la veine basilique qui remonte sur la partie antéro-interne du bras. De l'autre côté, une anastomose symétrique relie la médiane à la radiale superficielle : c'est la médiane céphalique, qui, par sa fusion avec la radiale superficielle, donne la céphalique qui monte à la partie antéro-externe du bras.

Pour pratiquer l'injection intraveineuse, l'habitude est de choisir la médiane céphalique ; c'est une veine qui présente les qualités requises : elle est volumineuse, superficielle et ordinairement bien fixée par le tissu cellulaire. De plus, elle est loin de l'artère radiale qu'on ne craint pas de léser pendant la ponction veineuse.

La disposition des veines est souvent anormale. On doit alors choisir non seulement la plus accessible des veines du pli du coude, mais surtout *la plus fixe.* On se souviendra que la sensation tactile guide mieux dans la recherche de la veine que la sensation visuelle : lorsque la peau est épaisse et masque la coloration bleue et la saillie des veines, on peut souvent sentir sous le doigt un vaisseau gonflé de sang et fixé par le tissu cellulaire, et où l'injection se fait facilement.

Quand les veines du pli du coude sont inaccessibles, on peut être amené à faire l'injection dans une veine du bras ou de l'avant-bras. Ces dernières sont malheureusement fort petites, quoique souvent bien visibles, et on a du mal à les cathétériser correctement. De même, les veines de la partie postérieure du coude sont souvent difficiles à ponctionner à cause de leur mobilité.

Si les veines du membre supérieur ne sont pas visibles, l'injection peut être faite au membre inférieur, dans la saphène interne, qui est d'ordinaire assez facilement accessible au-devant de la malléole interne. On peut également faire l'injection dans la jugulaire superficielle, qu'une légère compression à l'aide d'un lien élastique placé à la base du cou rend suffisamment turgescente.

**Choix de l'aiguille.** — On devra s'habituer à faire la ponction veineuse avec l'aiguille ordinaire, sans recourir à l'aiguille à biseau court qui transfixe plus rarement la veine, mais qui s'émousse facilement, ou à l'aiguille à pavillon carré, plus facile à tenir. Un peu d'habitude permet d'opérer avec une aiguille quelconque. Le calibre de celle-ci doit être moyen (8/10 environ) quand la veine est suffisamment grosse ; avec une aiguille de ce calibre le sang sort franchement par le pavillon et, si on désire en recueillir avant la piqûre pour faire l'épreuve de la séro-réaction, rien n'est plus aisé. Si la veine est très petite, on prendra de préférence une aiguille fine.

L'aiguille de platine est excellente. L'aiguille de nickel est bonne aussi et peut servir longtemps, à condition de n'être jamais flambée. L'aiguille d'acier a l'inconvénient de se rouiller intérieurement sous l'action de la solution, ce qui en diminue rapidement le calibre et en émousse la pointe.

Le mieux est de faire la ponction veineuse avec l'aiguille

tenue directement entre les doigts. On a ainsi une sensation plus précise des tissus que l'on traverse ; ce procédé n'a que l'inconvénient de laisser couler quelques
gouttes de sang qui tachent les mains de l'opérateur. On
peut, si l'on préfère, employer l'aiguille montée sur la
seringue ou sur le tube de l'injecteur, mais on n'a pas
une perception aussi nette de la résistance des parois
vasculaires.

**Cathétérisme de la veine.** — Après asepsie de l'épi-
derme par friction à l'alcool ou par application de teinture d'iode, on fixe la veine en tendant la peau, à l'aide de
la main gauche qui écarte les téguments, ou à l'aide de
l'index gauche placé au-dessus de la veine elle-même.

On prend alors l'aiguille aseptisée entre le pouce et
l'index de la main droite, le biseau tourné en l'air. On
attaque le tégument sous un angle de 45° environ ; on
traverse vivement la peau, qui est seule sensible, en ayant
soin de ne pas faire pénétrer l'aiguille profondément du
même coup. Une fois la peau traversée, la recherche de
la veine ne devient douloureuse que si l'on rencontre un
filet nerveux. On peut donc la faire tranquillement. Avec
un peu d'habitude, on pénètre facilement en un temps
dans une veine de moyenne grosseur.

La direction de la veine, visible à l'œil ou sensible au
doigt, indique la direction à imprimer à l'aiguille. On fait
pénétrer celle-ci dans le vaisseau et on sent, avec un peu
d'habitude, la résistance de la paroi veineuse. On peut
ainsi affirmer qu'on est dans la lumière du vaisseau, ce
qui se manifeste par la sortie immédiate du sang qui
tombe goutte à goutte du pavillon de l'aiguille.

Baissant alors le pavillon pour le rapprocher de la
peau, on pousse l'aiguille de 1 ou 2 centimètres pour
cathétériser la veine et éviter que le liquide injecté ne
reflue par la plaie que vient de faire l'aiguille et ne passe·
dans le tissu cellulaire périveineux.

Pour être sûr de ne pas transfixer la veine, on peut,

une fois qu'on l'a ponctionnée, ramener l'aiguille en arrière d'un millimètre environ, en rapprochant le pavillon de la peau. Fréquemment, on sent que la pointe de l'aiguille se décroche ; elle avait atteint la paroi opposée de la veine et s'en dégage ; on pousse alors facilement l'aiguille dans la lumière du vaisseau. On n'a pas à craindre, dans ces conditions, l'épanchement du liquide hors de la veine.

Aussitôt qu'on est assuré que l'aiguille se trouve bien dans le calibre de la veine, à 1 ou 2 centimètres de son point de pénétration, on enlève le lien constricteur, on ajuste la seringue ou l'injecteur et on pousse le liquide.

**Chez le nourrisson** ([1]), les veines du bras ne sont pas assez volumineuses pour qu'on puisse les cathétériser. On fera donc l'injection de préférence dans la jugulaire externe, qui est beaucoup plus accessible. L'enfant sera étendu sur une table, la tête portant un peu à faux sur le bord de cette table, les bras et les jambes maintenus par un aide qui fixera également la tête en position.

Dès que l'enfant crie, la jugulaire fait une forte saillie sous la peau : on la ponctionne facilement sans avoir besoin d'utiliser aucun lien constricteur, en se servant d'une aiguille fine qu'on n'a pas de peine à pousser en pleine lumière veineuse. On ajuste la seringue et on pousse lentement l'injection, qui sera faite sous volume réduit, étant donnée la faible dose qu'on injecte habituellement; on peut encore pratiquer la ponction veineuse avec une seringue de 2 centimètres cubes, déjà chargée de la solution à injecter, et armée d'une aiguille fine.

On peut encore faire l'injection dans une des veines du cuir chevelu qui, chez l'hérédo-syphilitique, ont souvent un volume considérable et dont la fixité rend la ponction très aisée.

----

([1]) Ch. Laurent, Les injections intraveineuses de novarsénobenzo chez l'enfant (*Journ. des Praticiens*, 28 oct. 1918).

**Causes d'échec.** — On manque parfois l'injection intra-veineuse, surtout lorsqu'on n'en a pas une grande habitude, pour une des raisons que nous allons examiner.

*La compression élastique est trop faible.* — Chez les indi-vidus adipeux, lorsque l'insuffisance du réseau veineux superficiel oblige à faire l'injection dans une veine pro-fonde, la compression élastique doit être plus serrée que lorsqu'on veut cathétériser une veine superficielle. Faute d'observer cette précaution, on manque parfois la veine insuffisamment saillante.

*La compression est trop forte.* — Quand on serre exagé-rément le lien élastique, on arrête complètement le cours du sang et les veines ne se congestionnent pas. Cela se produit surtout chez les gens dont les veines sont peu visibles et chez qui on essaye de les rendre saillantes en augmentant la constriction.

La peau du segment de membre situé au-dessous de la compression, au lieu de se congestionner et de prendre une coloration d'un rose plus vif que le segment de membre situé au-dessus, reste d'un blanc mat.

On arrive dans ce cas à faire saillir les veines en enle-vant pendant quelques secondes le lien constricteur, ce qui permet à une forte ondée sanguine d'envahir l'extré-mité inférieure du bras ; en replaçant le lien modérément serré, on obtient une replétion veineuse suffisante pour l'injection.

*Les veines ne sont pas visibles.* — Certains sujets, les femmes surtout, ont des veines trop petites ou la peau trop grasse pour qu'on réussisse facilement l'injection. On obtient souvent de bons résultats par le procédé que j'ai indiqué : application d'un lien très serré pendant quelques secondes, puis relâchement passager de toute constriction et application d'un lien modérément serré.

On peut aussi augmenter passagèrement le calibre des

veines en frictionnant la peau qui les recouvre avec la paume de la main, en la percutant avec le bord cubital de la main ou en faisant sur la peau une courte application chaude.

Chez les malades dont le système veineux est peu apparent, on doit éviter la désinfection de la peau à l'éther, procédé qui fait momentanément rétracter les veines, et surtout, il faut éviter l'injection ou l'absorption préventives d'adrénaline, car ce médicament a un effet vasoconstricteur puissant et presque immédiat.

Il est prudent, dans les cas où les veines sont peu apparentes, d'utiliser des aiguilles fines, avec lesquelles on a moins de chances de transfixer le vaisseau.

*Les veines sont trop mobiles.* — Quand le tissu cellulaire sous-cutané est très lâche, les veines fuient devant l'aiguille. Ce fait se produit souvent quand on cherche à faire l'injection dans les veines postérieures du membre supérieur, qui sont très mal maintenues par un tissu cellulaire très lâche, mais il s'observe aussi quelquefois pour les veines antérieures, et souvent chez des sujets dont le système veineux est exceptionnellement développé. Pour ponctionner facilement ces veines, il faut les fixer en exerçant une forte traction sur la peau et on a avantage à placer assez bas le lien constricteur qui contribue de façon efficace à maintenir les veines en place.

*Les veines sont friables.* — Il arrive que, chez certains sujets, les veines soient extrêmement friables et qu'il se produise une suffusion sanguine sous-cutanée dès que l'aiguille a perforé la paroi vasculaire. Ce sont souvent des sujets dont les veines sont très saillantes, et le liquide injecté a tendance à refluer, en même temps qu'une petite quantité de sang, par la petite plaie veineuse, si on ne cathétérise pas la veine assez loin.

Il faut, dans ces cas, comprimer très modérément le bras ou même retirer le lien compresseur aussitôt que l'aiguille a pénétré dans le vaisseau et que le sang sort par le pavillon, puis pousser l'aiguille dans la veine très prudemment pour éviter de perforer les parois vasculaires. L'opération est en général rendue relativement facile par la tension sanguine élevée que l'on observe couramment chez cette catégorie de malades.

*La position de l'aiguille est mauvaise.* — Il peut arriver que, lorsqu'on se sert de l'injecteur pour traiter plusieurs malades de suite, on constate que l'aiguille qui était bien placée, comme l'avait prouvé l'écoulement de sang par le pavillon, ne laisse pas pénétrer le liquide dans la veine. Il suffit parfois de tourner l'aiguille sur elle-même d'un demi-tour pour que la solution se mette à passer. Ce petit accident est dû à ce que l'ouverture du biseau était appliquée contre la paroi vasculaire, ce qui suffisait à empêcher l'écoulement du liquide sous la faible pression de l'injecteur.

*L'aiguille est bouchée.* — Si on emploie des aiguilles fines et qu'on ne pénètre pas de suite dans la veine, ou qu'on la transfixe, il se forme parfois dans l'aiguille un caillot qui l'obture complètement. Il n'y a pas d'autre ressource que de changer d'aiguille.

**En résumé,** on ne doit faire l'injection que lorsqu'on est bien assuré que l'aiguille est en pleine lumière vasculaire, que le biseau n'est pas à cheval sur la paroi veineuse et qu'au contraire on a cathétérisé la veine sur une certaine longueur.

Mieux vaut recommencer deux ou trois fois la ponction veineuse, changer de bras s'il est nécessaire, que d'injecter une partie de liquide en dehors du vaisseau. La douleur qui résulte de ces piqûres multiples est plus facilement acceptée que l'inflammation locale qui persiste plusieurs jours quand une petite quantité de la solution arsenicale a passé sous la peau.

## Préparation de la solution.

J'ai déjà indiqué à plusieurs reprises la nécessité d'employer, pour préparer les solutions arsenicales, un véhicule absolument pur.

J'ai donné les raisons pour lesquelles on devait renoncer à l'emploi du sérum chloruré faible conservé en ampoules. L'eau distillée conservée en ampoules est également à rejeter ; son emploi détermine souvent, chez les malades injectés, des poussées de fièvre dont le mécanisme est encore mal connu. On a émis l'hypothèse que ces eaux distillées anciennes pouvaient contenir des germes thermo-stables originaires de spores qui auraient résisté à la stérilisation, puis se seraient ultérieurement développées ; on a dit aussi que ces eaux distillées anciennes récupéraient de l'oxygène qui altérait les substances dissoutes, mais cette seconde hypothèse paraît moins vraisemblable.

J'ai constaté, dans des ampoules d'eau distillée conservée plusieurs mois, la présence de cristaux dus à la dissolution des sels entrant dans la composition du verre de l'ampoule.

Quoi qu'il en soit, une eau distillée ayant quelques jours de date doit toujours être stérilisée à nouveau au moment où l'on prépare la solution à injecter, mais cette précaution même est insuffisante et les eaux distillées préparées avec des appareils métalliques ou des appareils en verre tendre peuvent laisser passer des traces de substances minérales susceptibles de déterminer des accidents toxiques et, par suite, ne peuvent être utilisées pour les injections intraveineuses, surtout lorsque le véhicule est abondant (injections d'Arsénobenzol).

Bien que les analyses chimiques soient ordinairement impuissantes à déceler dans ces eaux, distillées avec de mauvais appareils, des traces de substances toxiques, on a constaté chez des malades injectés avec ces eaux distillées des accidents rappelant ceux des intoxications minérales.

L'emploi prolongé des appareils à distiller en verre tendre détermine à la longue un certain degré de catalyse surtout marqué aux endroits où le verre est le plus directement en contact avec les vapeurs d'eau formées par l'ébullition. Lorsque cette catalyse se produit, les malades présentent souvent des réactions fébriles en série qui disparaissent dès qu'on change l'appareil à distillation.

Récemment, des expériences de M. Danysz ont confirmé ces faits. Cet observateur provoqua chez le lapin des accidents mortels, en lui injectant de l'eau distillée contenant des quantités de substances minérales trop faibles pour pouvoir être décelées par l'analyse chimique.

Pour montrer à quel point l'injection d'une eau distillée impure peut être dangereuse, je rapporte à ce sujet une observation personnelle.

Chargé d'organiser, pendant la guerre, un centre vénéréologique, je pratiquai, le premier jour, un certain nombre d'injections de Novarsénobenzol avant d'avoir installé mes appareils à distillation, en utilisant, pour dissoudre le sel, des ampoules d'eau distillée fournies par la Pharmacie Centrale. Manquant de confiance dans une eau distillée dont je ne connaissais pas l'origine, je réduisis le volume de mes injections à un maximum de 5 centimètres cubes. Malgré cette précaution, plusieurs de mes malades ressentirent des vertiges quelques minutes après la piqûre, et l'un d'eux fut pris de syncope passagère.

Les jours suivants, mon appareil à distillation se trouvant installé, je continuai à traiter mes malades avec du Novarsénobenzol de même fabrication et de même série sans noter le moindre incident.

Quelques semaines plus tard, j'étais suppléé dans ce service par un de mes camarades qui se trouva amené à utiliser les ampoules d'eau distillée dont je m'étais servi le jour de l'ouverture du service et qui avaient provoqué les accidents que j'ai signalés.

Une injection de 0 gr. 45 de Novarsénobenzol dissous dans 85 centimètres cubes de cette eau distillée détermina chez un malade un certain nombre d'accidents que je vais décrire. Ce malade avait, huit jours plus tôt, fort bien supporté une dose de 0 gr. 30 de Novarsénobenzol dissoute dans une eau distillée pure préparée le matin même.

A la fin de l'injection préparée avec la mauvaise eau distillée, le malade fit une syncope avec pâleur de la face, suivie presque aussitôt de cyanose de la tête et du haut du thorax ; le pouls était filant et mal frappé. Deux ou trois heures après l'injection apparaissaient des mouvements tétaniformes. Sous l'influence d'une saignée de 250 grammes et de plusieurs injections d'adrénaline, les contractions tétaniformes disparaissaient et il survenait des évacuations intestinales et des vomissements ; le malade, toujours sans connaissance, était pris de mouvements choréiformes.

Le lendemain, le pouls s'améliorait ; le malade évacuait 80 grammes d'urine contenant 2 gr. 50 d'albumine par litre. Le jour suivant, le malade reprenait enfin connaissance, mais les vomissements persistaient encore quelques heures. Peu à peu, le malade se rétablit, conservant pendant quelques jours des urines rares et des traces d'albumine.

On voit la gravité des phénomènes que peut entraîner un mauvais véhicule. Dans le cas que je viens de rapporter, les matières toxiques en dissolution ou en suspension dans l'eau provenaient, d'après une analyse de M. Billon, du verre de l'ampoule. Ce verre est en effet additionné de diverses substances, telles que des sels de chaux destinés à le rendre plus facilement fusible. Les accidents que j'ai rapportés paraissent ici nettement dus aux impuretés de l'eau distillée employée. Or, ces accidents ressemblent étrangement à certains accidents attribués au médicament lui-même, aussi je ne crois pas trop m'aventurer en mettant au compte de l'eau distillée nombre d'accidents survenus au cours de la médication par l'Arsénobenzol ou le Novarsénobenzol. Les récentes expériences de M. Danysz que j'ai rapportées plus huat viennent à l'appui de cette manière de voir.

Pour obvier à ces inconvénients, le mieux est de préparer soi-même l'eau distillée dont on a besoin, le jour même où l'on doit l'utiliser (¹).

---

(¹) On trouve actuellement dans les laboratoires biologiques, à Paris, de l'eau distillée pure fraîchement préparée qui est livrée en ampoules de grandeurs diverses, et que l'on peut se faire expédier quand on ne possède pas d'appareil à distiller.

L'appareil représenté ci-dessous est peu coûteux et donne rapidement une eau distillée pure.

Il se compose d'un matras dans lequel on fait bouillir l'eau et qui est surmonté d'un condensateur formé de deux sphères de verre incluses l'une dans l'autre. Entre ces deux sphères de verre circule un courant d'eau destiné à refroidir la vapeur.

L'eau distillée ainsi obtenue peut être conservée quelques jours, mais il est prudent de la faire rebouillir immédiatement avant l'usage.

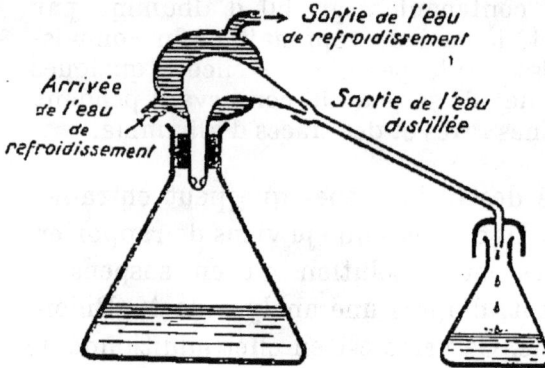

C'est d'une eau distillée ainsi préparée qu'on se servira pour dissoudre l'Arséno-benzol, le No-

Fig. 4.

varsénobenzol, le Luargol, le Galyl et le Sulfarsénol.

**L'injection.** — Une fois la solution préparée, on peut injecter à l'aide d'une seringue de 10 ou de 20 centimètres cubes, si l'injection est faite sous volume réduit. Si elle est faite sous volume plus considérable (Arsénobenzol), on devra se servir d'un appareil injécteur.

J'utilise habituellement un bock de verre étroit et cylindrique, gradué de 5 en 5 centimètres cubes et terminé par un tube de caoutchouc jaugé, muni de deux index de verre et d'un embout métallique permettant d'adapter une aiguille. Le liquide placé dans l'appareil s'écoule sous la pression modérée d'une soufflerie qui permet de régler le débit.

Cet appareil, indispensable quand il s'agit d'injecter des composés arsenicaux exigeant, comme l'Arsénobenzol, une quantité importante de véhicule, est aussi très pratique pour injecter rapidement toute une série de malades avec du Novarsénobenzol ou d'autres composés. Si en effet l'usage de la seringue est commode lorsque l'on n'a qu'un petit nombre de piqûres à faire, il exige un matériel de seringues considérable et fait perdre beaucoup de temps quand on a toute une théorie de malades à traiter, comme il arrive dans un dispensaire ou dans un service hospitalier. L'emploi du bock injecteur est alors tout indiqué. On prépare d'abord le poids total de médicament à injecter, que l'on dissout dans l'eau fraîchement distillée à raison de 0 gr. 30 de Novarsénobenzol pour 10 centimètres cubes de véhicule.

Les malades, préparés à l'avance par un infirmier, posent sur la table leur bras déjà aseptisé et muni du lien

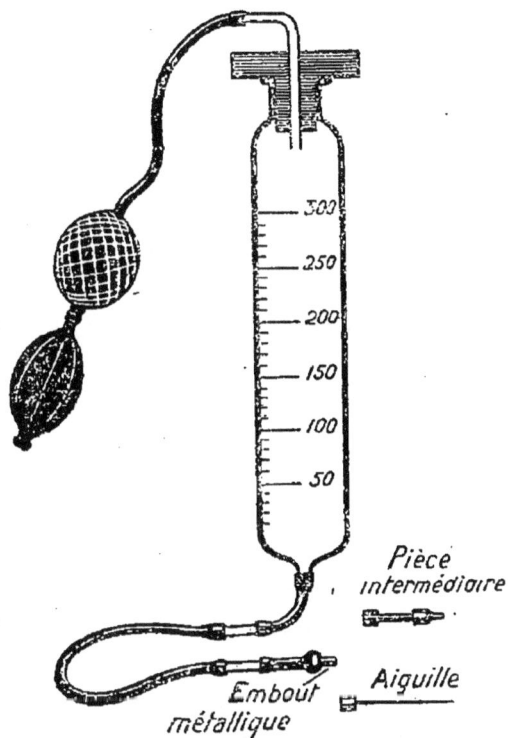

Fig. 5.

compresseur. Le médecin n'a qu'à ponctionner la veine, adapter à l'aiguille l'embout métallique qui termine le tube et laisser passer la quantité de liquide correspondant à la dose à injecter, après avoir enlevé le lien élastique. L'opération est des plus rapides ; un infirmier nettoie le bras du malade qu'on vient d'injecter et obture la plaie. En très peu de temps on peut ainsi traiter plusieurs malades sans que la solution ait le temps de s'altérer. C'est un procédé que j'ai toujours employé dans mon service hospitalier ainsi que dans les différents centres que j'ai créés, et dont je n'ai jamais eu qu'à me louer.

Pour éviter de souiller l'embout du tube avec le sang qui reflue par le pavillon de l'aiguille au moment où l'on introduit celle-ci dans la veine, on peut coiffer l'ajutage terminal du tube avec un raccord mobile qui s'adapte à l'aiguille et qu'on change au moment d'injecter un nouveau malade. Le sang qui sourd par le pavillon de l'aiguille souille seulement la pièce intermédiaire, qui est changée pour chaque malade en même temps que l'aiguille, mais l'embout fixé au tube de caoutchouc reste stérile.

L'injection, qu'elle soit pratiquée avec la seringue ou avec l'injecteur, doit être faite lentement. Il est ainsi possible de la suspendre si le patient éprouve quelque malaise faisant redouter une crise nitritoïde ou une syncope.

Le liquide sera légèrement tiédi, l'injection froide provoquant souvent, lorsqu'elle est faite sous un volume un peu considérable, une sensation assez pénible chez le malade.

On devra éviter l'introduction de bulles d'air dans la veine au cours de l'injection, mais sans se préoccuper outre mesure de ce fait, les bulles d'air se dissolvant instantanément dans le sérum sanguin.

Quand l'injection est achevée, on retire vivement l'aiguille, on comprime un instant la veine avec le doigt en ayant soin de mobiliser légèrement la peau pour détruire le parallélisme des plaies veineuse et cutanée, on touche à la teinture d'iode et on obture avec une rondelle d'emplâtre adhésif. L'application d'un pansement n'est pas nécessaire.

# CHAPITRE III

## INCIDENTS ET ACCIDENTS

Avant d'étudier les accidents plus ou moins graves qui peuvent se produire à la suite des injections arsenicales intraveineuses, j'examinerai toute une série d'incidents sans gravité qui s'observent assez fréquemment et qui se produisent presque tous dans les premières heures qui suivent les injections.

### I. — INCIDENTS LÉGERS A LA SUITE DES INJECTIONS

#### 1° Fautes de technique opératoire.

Les *fautes d'asepsie* sont exceptionnelles et je n'en parlerai pas, sinon pour faire remarquer leur gravité dans les injections intraveineuses. Le système circulatoire est extrêmement tolérant et, la plupart du temps, les fautes légères d'asepsie (emploi d'une aiguille mal stérilisée, d'un véhicule impur) n'entraînent pas d'accidents. Il en est de même de l'introduction d'une petite quantité d'air dans les veines.

Il n'en faut pas moins observer les précautions les plus strictes dans la technique des injections, car les accidents, lorsqu'ils se manifestent, peuvent prendre une extrême gravité, témoin le cas de phlébite du bras suivi d'embolie pulmonaire mortelle qui a été publié.

*L'injection d'une partie du liquide en dehors de la veine* détermine des phénomènes différents suivant la quantité de liquide injecté dans le tissu périveineux, suivant la concentration et la causticité de la solution.

Quand le liquide est neutre, comme la solution de Novarsénobenzol ou de Sulfarsénol, les phénomènes inflammatoires sont relativement légers, surtout si la solution est assez étendue et si l'épanchement hors de la veine ne dépasse pas quelques gouttes. Quand, au contraire, la solution contient de la soude ou un sel alcalin en excès, comme les solutions d'Arsénobenzol ou de Galyl, la réaction locale est beaucoup plus intense.

Pendant l'injection, on voit la peau se soulever, au niveau de la pointe de l'aiguille, en formant une petite boule, comme lorsqu'on pratique une injection sous-cutanée très superficielle.

La douleur ressentie par le malade est immédiate et s'accentue très rapidement. Elle reste ordinairement modérée à la suite de l'injection de Novarsénobenzol et de Sulfarsénol. Elle devient très pénible à la suite des injections artificiellement alcalinisées comme les injections d'Arsénobenzol ou de Galyl acide, car la solution contient toujours de la soude ou du carbonate de soude libres qui sont caustiques. Elle est réellement insupportable avec le Luargol.

Les phénomènes consécutifs sont d'autant plus accentués que la douleur immédiate a été vive.

Avec le Novarsénobenzol ou le Sulfarsénol, tout se borne habituellement à une rougeur et un œdème local qui dépassent rarement l'étendue d'une pièce de cinq francs, à moins qu'on n'ait injecté un ou plusieurs centimètres cubes de liquide dans le tissu cellulaire périveineux.

Avec l'Arsénobenzol, le Galyl, la rougeur est toujours beaucoup plus étendue, l'œdème plus accentué. Le bras et l'avant-bras sont ordinairement envahis jusqu'à la moitié, les douleurs prennent les caractères des douleurs déterminées par la formation d'un phlegmon.

Tous ces phénomènes persistent une dizaine de jours, puis rétrocèdent en laissant autour de la veine une nodosité sensible à la pression, qui persiste plusieurs semaines, et se réduit peu à peu sans disparaître complètement.

Quand l'injection a été faite dans le derme, il se produit souvent une escarre peu étendue, mais qui se cicatrise très lentement.

L'injection de Luargol dans le tissu périveineux est particulièrement douloureuse et la réaction locale est plus vive encore qu'avec l'Arsénobenzol et le Galyl.

*Conduite à tenir.* — Dès qu'on s'aperçoit que le liquide ne pénètre pas bien dans la veine, on doit retirer l'aiguille sans chercher à rattraper le vaisseau, toujours difficile à retrouver à cause de l'œdème qui vient de se produire. On s'efforcera, en exprimant les tissus, de faire sortir par l'orifice cutané la majeure partie du liquide injecté à côté de la veine, ce qui diminue d'autant les phénomènes douloureux et inflammatoires.

Ultérieurement, on applique sur la région enflammée des pansements humides renouvelés jusqu'à sédation des phénomènes réactionnels. On utilisera l'autre bras pour pratiquer les injections, que l'on continuera aux dates fixées, de façon à ne pas doubler le petit incident d'un retard apporté au traitement.

On se rappellera qu'il vaut mieux recommencer deux ou trois fois la ponction veineuse que de commencer l'injection avant d'être sûr que l'aiguille se trouve en pleine lumière veineuse.

## 2° Douleurs veineuses.

Au cours de l'injection d'Arsénobenzol ou de Galyl, plus rarement avec le Luargol, le Novarsénobenzol et le Sulfarsénol, on peut observer une douleur gravative qui siège sur le trajet de la veine injectée et qui remonte vers l'épaule.

La *cause* de cette douleur paraît être due à la concentration un peu élevée de la solution ou à son alcalinisation exagérée. Souvent les malades qui se sont plaints de cette douleur veineuse au cours de l'injection, présentent ultérieurement de la thrombose veineuse.

Les *symptômes* douloureux s'accentuent généralement pendant la durée de l'injection et peuvent s'accompagner d'un gonflement de la veine plus ou moins étendu, qui parfois dessine sous la peau un cordon bosselé remontant jusqu'à l'articulation de l'épaule et qui disparaît, ainsi que la douleur, aussitôt après l'injection.

*Conduite à tenir.* — On ralentira le cours de l'injection et on fera de légers massages sur le trajet de la veine, depuis le pli du coude jusqu'à l'épaule.

### 3º Crises nitritoïdes.

*Causes.* — La crise congestive générale ou crise nitritoïde, ainsi nommée à cause de son analogie avec la brusque congestion que provoque le nitrite d'amyle, est due à l'insuffisance d'alcalinisation des solutions.

Cependant, le défaut d'alcalinisation des solutions n'est pas la cause unique des crises nitritoïdes, car la même solution, injectée à une série de malades, détermine la crise nitritoïde chez un d'entre eux, ou, en tout cas, chez un très petit nombre d'entre eux, à l'exclusion de tous les autres. D'autre part, les malades qui ont été atteints une fois de crise nitritoïde ont tendance à voir ces crises se renouveler aux injections suivantes.

L'hypo-alcalinisation des solutions n'est donc pas seule responsable de la crise nitritoïde, qui est certainement préparée par une prédisposition individuelle, par une idiosyncrasie.

La crise nitritoïde ne se produit pas ou ne se produit que très exceptionnellement avec le Novarsénobenzol et, quand elle se produit, c'est toujours chez les mêmes malades. Elle est également très rare avec le Disodo-Luargol, avec le Sulfarsénol. Elle s'observe beaucoup plus souvent avec l'Arsénobenzol. Le Galyl sodique la provoque très rarement, parce qu'il est alcalinisé assez largement, et l'incident qu'il détermine le plus souvent est la thrombose veineuse.

La crise nitritoïde n'est autre chose qu'une crise congestive généralisée, et, d'après Danysz, elle se rapproche des phénomènes connus sous le nom d'*anaphylaxie*.

Pour Danysz, l'anaphylaxie est un accident qui se produit après l'injection de certaines substances animales qui ne peuvent être éliminées en nature, comme les sérums animaux, qui doivent être d'abord précipités, puis de nouveau solubilisés, ou de certaines substances chimiques, qui ne peuvent être éliminées qu'après avoir été transformées par l'organisme ; les composés arsenicaux rentreraient dans cette dernière catégorie. Pour pouvoir être éliminés, ces corps seraient d'abord précipités, puis transformés et solubilisés par des anticorps spéciaux, des lysines, qui prennent naissance dans le sérum des individus injectés.

Pour les sérums animaux, ces lysines se produiraient lentement, de sorte qu'à la première injection, le sérum injecté reste liquide et n'est pas brutalement précipité. Au cours des injections ultérieures, les lysines entrent en action dès que la nouvelle injection du sérum est faite ; le sérum est donc immédiatement précipité par les lysines ; mais il peut arriver que, les lysines se trouvant en trop petite quantité dans le sérum de l'individu injecté, celles-ci soient complètement accaparées pour précipiter le sérum qui vient d'être injecté et qu'il n'en reste plus assez pour transformer et solubiliser le précipité formé. Le précipité vient alors obstruer les vaisseaux capillaires et rendre l'élimination complètement impossible.

S'il s'agit d'une substance chimique comme l'Arsénobenzol, les lysines se produisent au cours même de l'injection, et, si cette injection est faite trop rapidement, les lysines qui commençaient à se former précipitent en masse l'Arsénobenzol ; le précipité formé bloque les capillaires, rend momentanément l'élimination impossible et provoque une crise vaso-dilatatrice intense.

Si l'injection est faite lentement, les lysines prennent naissance peu à peu dans le sérum de l'individu injecté, l'Arsénobenzol est progressivement précipité et transformé, et par suite le bloquage des capillaires ne se produit pas, parce que les lysines ne sont pas accaparées d'un seul coup par des substances introduites dans la circulation.

D'après Danysz, les injections de sérum faites suivant la méthode de Besredka (méthode de vaccination par injections fractionnées à doses progressives) évitent l'apparition des phénomènes anaphylactiques, parce qu'elles permettent la production progressive des lysines et évitent l'introduction brutale dans l'organisme d'une quantité de sérum qui, en se précipitant, vient obturer les capillaires. Les quantités progressivement croissantes de sérum introduites dans l'organisme n'y pénètrent qu'après formation d'une nouvelle quantité de lysines, dont la formation a été déclenchée par l'injection fractionnée, faite quelques minutes auparavant.

Se basant sur ces données, Danysz applique la même méthode de vaccination aux injections de composés arsenicaux. Chez les malades qui ont été pris de crise nitritoïde à la suite d'une injection d'Arsénobenzol, il conseille de pratiquer, avant les injections ultérieures, une première injection préventive intraveineuse, à dose vaccinale (1/2 à 1 centigramme d'Arsénobenzol), qui sera faite cinq minutes avant l'injection massive.

Sans vouloir me prononcer sur l'exactitude de la théorie, j'ai constaté que la dose vaccinale évitait presque toujours l'apparition des crises nitritoïdes chez les individus qui en avaient été précédemment atteints.

Dans sa forme la plus courante, la crise nitritoïde est quelquefois précédée, pendant l'injection même, par la perception de l'odeur alliacée du produit, qui vient imprégner par la voie vasculaire les terminaisons nerveuses olfactives. Les phénomènes caractérisant la crise nitritoïde se montrent parfois au cours de l'injection (si celle-ci est faite lentement), ou immédiatement après (lorsqu'elle est faite rapidement).

Les phénomènes qui caractérisent la crise nitritoïde sont les suivants :

Il se produit une congestion du larynx qui détermine

une sensation de gêne et des toussotements, la respiration s'accélère et le patient éprouve une sorte de constriction du thorax à laquelle s'ajoute une sensation de vertige et d'angoisse. La face, la partie supérieure du tronc, quelquefois la totalité du corps, deviennent d'un rouge vif, presque vermillon. Les conjonctives s'injectent, les yeux deviennent larmoyants, le pouls est très fortement frappé et accéléré.

La crise, abandonnée à elle-même, dure ordinairement de quelques secondes à quelques minutes, suivant la quantité de solution injectée. Si on a le temps d'arrêter l'injection au moment de l'apparition de la crise nitritoïde, celle-ci disparaît rapidement, mais elle se reproduit habituellement si on reprend l'injection sans modifier le liquide.

Dans un ou deux cas, j'ai vu la crise nitritoïde se prolonger jusqu'à la cyanose et la perte de connaissance ; d'autres ont noté du gonflement de la face, quelquefois de l'incontinence d'urine. Tous ces phénomènes disparaissent sans laisser de traces.

Après la crise, on observe quelquefois une réaction vaso-constrictrice, qui se traduit par de la pâleur, des sueurs de la face, une tendance à la syncope, des vomissements. Tout se calme ordinairement au bout de quelques minutes.

*Crises larvées.* — Souvent la crise nitritoïde revêt un autre aspect. Elle débute un peu plus tard après la piqûre et se traduit ou par de la dyspnée qui persiste quelques minutes ou par une douleur très vive et peu durable siégeant à la région lombaire et qui paraît due à la congestion rénale.

*Conduite à tenir.* — A l'apparition de la crise, on doit arrêter l'injection arsenicale et faire de suite au malade une injection sous-cutanée d'un milligramme d'adrénaline (1 c. c. de la solution à 1/1000) (Milian). Cette injection calme immédiatement les phénomènes congestifs, la dypsnée, les douleurs rénales et évite la réaction et la tendance à la syncope.

Chez les sujets coutumiers des crises nitritoïdes, on peut administrer préventivement une injection d'adrénaline de 1/2 à 1 milligramme ou faire prendre par la bouche trente gouttes de la solution au millième une heure avant l'injection, mais on se souviendra que cette médication vaso-constrictive préventive rétrécit notablement le calibre des veines et augmente les difficultés opératoires de l'injection.

Je trouve préférable de pratiquer, suivant la méthode de Danysz, une injection préventive du composé arsenical à dose vaccinale (1/2 à 1 centigramme que l'on injecte dans les veines cinq minutes avant l'injection massive). J'ai toujours vu la dose vaccinale préventive éviter les phénomènes nitritoïdes, comme je l'ai vue empêcher l'apparition des nausées et des vomissements après l'injection.

### 4° Odeur alliacée, nausées, vomissements, diarrhée, troubles gastro-intestinaux.

J'ai signalé plus haut que certains malades perçoivent, au cours même de l'injection, une odeur alliacée plus ou moins violente avant d'être atteints de crise nitritoïde. La perception de l'odeur alliacée n'est pas toujours suivie de l'apparition de la crise nitritoïde. Beaucoup de malades sont frappés par cette odeur qui persiste tant que dure l'injection, mais n'en sont pas autrement incommodés. Certains d'entre eux, ne se rendant pas compte que cette odeur leur parvient par la voie circulatoire, se bouchent les narines dans l'espoir de ne rien sentir. Ces malades éprouvent assez fréquemment des nausées qui surviennent immédiatement après la piqûre et qui sont simplement déterminées par l'odeur écœurante qu'ils viennent de percevoir. Ces nausées se terminent quelquefois par des vomissements, qui se montrent surtout quand les malades ont pris des aliments peu de temps avant l'injection ; aussi est-ce une bonne précaution que de les faire venir à jeun, tout au moins les premières fois, car les nausées et les vomissements, comme les crises nitritoïdes, se reproduisent presque toujours chez ceux qui en ont déjà été atteints.

Dans d'autres cas, les nausées se produisent indépendamment de l'odeur alliacée. Elles surviennent aussi bien après les injections d'Arsénobenzol qu'après celles de Novarsénobenzol. Elles sont fréquentes après les injections de Galyl, beaucoup plus rares après les injections de Sulfarsénol et de Luargol.

Les nausées et les vomissements m'ont paru toujours plus rares après les injections faites sous volume très réduit et la durée de l'injection influe notamment, à mon avis, sur leur apparition ; elles sont rares quand l'injection est faite doucement.

Elles se caractérisent par deux ou trois contractions diaphragmatiques et une envie de vomir très passagère : tout disparaît en quelques secondes. Ces nausées se reproduisent souvent chez les mêmes individus. Il y a des individus prédisposés aux nausées comme il y a des individus prédisposés aux crises nitritoïdes.

D'autres fois, et toujours chez les mêmes sujets, les nausées sont suivies de *vomissements*. Ceux-ci, le plus souvent, succèdent immédiatement aux nausées, quelquefois ils se produisent ultérieurement et peuvent même apparaître sans avoir été précédés de nausées. Ils peuvent se reproduire plusieurs fois dans les vingt-quatre heures qui suivent la piqûre.

La *diarrhée* survient chez certains sujets, dans la journée qui suit l'injection, sous forme d'évacuations brusques qui se répètent à diverses reprises et qui, habituellement, reparaissent après chaque nouvelle piqûre. La diarrhée

est particulièrement fréquente chez les sujets atteints d'entérite.

Beaucoup plus rarement, il survient des troubles gastro-
intestinaux plus durables, qui se marquent surtout quelques jours après l'injection. Ils sont ordinairement précédés de diarrhée à laquelle s'ajoute bientôt de l'inappétence, un état saburral de la langue et parfois un peu
d'amaigrissement. Il semble s'agir d'une intoxication
légère et, dans plusieurs cas, j'ai remarqué que ces troubles
gastro-intestinaux, survenant après une ou plusieurs séries
d'injections de Novarsénobenzol, étaient au bout de quelques semaines suivis de l'apparition d'un ictère. J'étudierai
un peu plus loin ce dernier accident.

*Conduite à tenir.* — Il m'a semblé que les nausées et les
vomissements survenaient surtout après la piqûre quand
celle-ci était faite rapidement. C'est une précaution indispensable que de faire l'injection très lentement, en particulier quand le volume du véhicule est assez considérable,
comme dans les injections d'Arsénobenzol. Il est bon,
également, surtout quand le volume de l'injection est
élevé, de ne pas injecter un liquide trop froid. On insiste
souvent sur la nécessité de ne pas chauffer le véhicule
des injections, particulièrement quand on emploie le
Novarsénobenzol. J'estime qu'il est également nuisible de
faire des injections trop chaudes ou trop froides et j'ai
constaté plusieurs fois, après des injections un peu trop
froides, un état nauséeux accompagné de dépression et
de tendance à la syncope extrêmement désagréables pour
le patient.

Une bonne manière d'éviter ces différents troubles est
de recourir à l'injection vaccinale préventive, suivant le
procédé de Danysz. J'ai vérifié à plusieurs reprises, chez
des malades très sujets à l'apparition des nausées et des
vomissements après la piqûre, les bons effets de cette méthode. Cette constatation a son importance, car on évite
ainsi d'espacer les injections et de restreindre les doses,

précaution qui était indispensable autrefois et qui avait l'inconvénient de diminuer notablement l'énergie du traitement.

## 5° État syncopal.

Il arrive souvent, au cours des injections arsenicales ou quand l'injection vient d'être terminée, plus rarement avant la piqûre, que les sujets émotifs aient des tendances à la syncope. Ces phénomènes sont uniquement dus à l'émotivité et s'observent aussi bien lorsqu'on fait un prélèvement de sang destiné à une séro-réaction que lorsqu'on fait une injection intraveineuse.

La face pâlit, se couvre de sueurs, le pouls devient petit et filant, il survient des nausées et le malade perd connaissance.

Ce sont des phénomènes qui n'ont rien à voir avec l'injection et qui disparaissent rapidement. On les évite en faisant les préparatifs de l'injection hors de la présence du malade, en faisant étendre celui-ci sur une table au lieu de le laisser assis pendant l'opération comme je fais souvent, et en lui prescrivant quelques minutes de repos allongé après la piqûre.

## 6° Modifications de la température. Céphalées.

La fièvre a été souvent signalée après les injections arsenicales. Il est à remarquer que les réactions fébriles diminuent beaucoup à mesure que se précise la technique des injections et que l'on connaît mieux les raisons qui provoquent ces élévations de température. Ces poussées de température peuvent être dues à des causes très diverses.

Tantôt il s'agit d'une violente réaction congestive, occasionnant, sous l'influence d'une injection à dose trop élevée, une exagération des phénomènes fébriles de la période secondaire ; c'est le cas le plus fréquent (Voy. p. 91).

Tantôt il s'agit d'une réaction provoquée par un mauvais véhicule. Les eaux distillées anciennes, les sérums chlorurés conservés en ampoules provoquent souvent des phénomènes fébriles. Les réactions fébriles deviennent également plus fréquentes quand l'appareil à distiller devient ancien et que la catalyse du verre commence (Voy. p. 72). C'est une des raisons pour lesquelles les injections sous volume très réduit sont à recommander quand on n'est pas sûr du véhicule dont on dispose.

Tantôt c'est le produit lui-même qui paraît déterminer l'élévation de la température. Parmi les divers composés arsenicaux actuellement employés, le Galyl m'a paru occasionner de la fièvre assez fréquemment, tandis que cet incident est tout à fait exceptionnel avec les autres produits.

Pour certains observateurs, l'élévation de la température après la première injection serait due à une destruction spirillaire très abondante (Leredde).

La fièvre paraît fréquente chez les syphilitiques ayant des déterminations nerveuses (paralysie générale, tabes).

Les phénomènes fébriles s'accompagnent parfois de symptômes de méningisme (nausées, vomissements, obnubilation, subdélire). Ces phénomènes s'observent surtout dans le cas de méningite latente secondaire ou tertiaire.

Enfin on a quelquefois signalé de l'hypothermie, mais le fait est assez rare.

Les *céphalées* accompagnent presque toujours la fièvre. Elles sont fonction de la fièvre et non fonction de l'infection, car les céphalées syphilitiques secondaires ou tertiaires cèdent au contraire très facilement aux premières injections arsenicales.

*Conduite à tenir.* — Pour éviter ces incidents, il est prudent de commencer le traitement par des doses très faibles qui éviteront une violente réaction congestive au début (Voy. p. 94).

Les phénomènes fébriles et les céphalées s'atténuent très

rapidement et, quand le traitement est correctement institué, les réactions de ce genre ne se reproduisent ordinairement pas, après la première piqûre.

## 7° Œdèmes, éruptions.

J'ai dit qu'on avait signalé quelquefois, après la crise
nitritoïde, du gonflement de la face. Dans certains cas,
on observe ce gonflement sans qu'il soit précédé de crises
nitritoïdes.

Cet œdème apparaît d'ordinaire le lendemain de l'injection et s'accentue pendant un jour. Le plus habituellement, il est limité à la face et se marque particulièrement aux paupières et aux lèvres. Parfois, il est plus
étendu, envahit toute la face, le cou et la partie supérieure du thorax. Très exceptionnellement, il peut se
généraliser.

Je n'ai jamais constaté d'albumine chez les sujets présentant de l'œdème.

Au bout de deux ou trois jours, les phénomènes rétrocèdent, le gonflement disparaît et il se produit souvent à
la face une desquamation furfuracée qui dure quelques
jours.

Dans d'autres cas, l'apparition du gonflement de la face
est accompagnée d'un *érythème artificiel* qui envahit
toute la figure et qui se localise aussi aux plis de flexion,
pli du coude, aîne, jarret. Les mains sont souvent atteintes
et assez notablement gonflées.

L'œdème disparaît rapidement, mais l'éruption dure
ordinairement quelques jours et se termine par une période
de desquamation. C'est déjà un type atténué d'érythème
scarlatiniforme.

Enfin, beaucoup plus rarement, on peut constater un
*érythème scarlatiniforme* généralisé qui s'accompagne habituellement d'un œdème prononcé de la face. L'éruption
envahit le thorax, l'abdomen et une partie des membres.
Elle s'accompagne très souvent de fièvre et de troubles

gastro-intestinaux. Son évolution dure rarement moins d'une dizaine de jours.

On peut constater aussi des éruptions non accompagnées de gonflement, mais il est rare qu'elles revêtent le type scarlatiniforme. Elles se montrent habituellement sous l'aspect d'érythèmes très localisés et démangeants, qui revêtent le type d'urticaire ou, plus rarement, le type d'eczéma séborrhéique.

### 8° Phlébites et thromboses.

Les phlébites septiques des veines où on fait l'injection sont très rares. J'ai dit qu'on avait signalé un cas qui s'est terminé par une embolie pulmonaire mortelle.

Les thromboses aseptiques sont beaucoup plus fréquentes. Elles sont à redouter chaque fois qu'on emploie un composé arsenical acide qui s'alcalinise artificiellement, car on a tendance, pour éviter la crise nitritoïde produite par l'insuffisance de l'alcalinisation, à pousser trop loin l'addition de l'alcalin. Or, ce sont les solutions hyperalcalinisées qui déterminent les thromboses veineuses (Darier).

La thrombose est quelquefois, mais non toujours, précédée de gonflement et de douleur siégeant sur le trajet de la veine et apparaissant pendant l'injection (Voy. p. 79).

Plus souvent, elle se produit insidieusement, dans les quelques jours qui suivent l'injection. On constate, au moment de faire l'injection suivante, que la veine est transformée en un cordon fibreux sur une longueur variable. Le plus ordinairement, la thrombose se limite à une étendue de quelques centimètres, mais j'ai vu plusieurs indurations veineuses qui remontaient jusqu'à la moitié du biceps.

Quelquefois, la thrombose est incomplète. Les parois veineuses sont indurées, le calibre du vaisseau est rétréci, mais le cours du sang n'est pas absolument interrompu.

Ces thromboses ne sont pas douloureuses et la suppléance se fait facilement par les autres veines. Bien qu'elles soient définitives, elles ne sont pas dangereuses, mais elles sont extrêmement gênantes pour les injections ultérieures, car elles siègent toujours sur les veines les plus favorables à l'injection intraveineuse.

On les évitera en alcalinisant avec beaucoup de soin les composés acides ou en recourant aux sels neutres.

## 9° Réaction congestive locale.

Si on examine attentivement les malades atteints d'exanthème secondaire après qu'ils ont reçu la première injection d'Arsénobenzol, on voit, le lendemain, les macules de l'éruption prendre une teinte beaucoup plus vive qui en accentue les contours. On aperçoit des éléments qui n'étaient pas visibles avant l'injection. Il s'est produit une congestion active des macules roséoliques qui se sont accentuées et multipliées. Les jours suivants, l'exanthème se décolore de nouveau, puis, continuant à s'atténuer, prend une couleur de plus en plus pâle, jusqu'à disparaître quelquefois après une seule injection.

Cette réaction, qui a été décrite d'abord par Herxheimer, est le fait d'une vaso-dilatation active, localisée au niveau des éléments morbides.

Pour les uns, cette vaso-dilatation traduit objectivement la violence de l'attaque du tréponème par les cellules de l'organisme infecté et dont la résistance est brusquement augmentée par le médicament.

Pour d'autres, la vaso-dilatation locale serait due à la précipitation dans les capillaires de l'agent thérapeutique et à son accumulation dans les capillaires déjà dilatés et encombrés par l'afflux globulaire produit autour des micro-organismes.

Quelle que soit l'explication qu'on adopte, il n'en reste pas moins un fait, c'est l'apparition, autour des localisations du tréponème, d'une zone de congestion localisée qui s'accentue immédiatement après les injections arsenicales.

Dans la plupart des cas, la *réaction congestive locale* est particulièrement marquée après la première injection. Lorsqu'on fait une deuxième injection à un malade atteint de roséole, on ne constate habituellement pas la production du même phénomène. La réaction congestive locale fait défaut ou est tellement atténuée qu'elle passe inaperçue.

Or, ce qui a été constaté pour l'exanthème roséolique se produit pour tous les accidents de la syphilis. *Il se manifeste, après l'injection de sels arsenicaux, une réaction congestive locale au niveau des accidents syphilitiques, réaction qui en accentue les symptômes pendant quelques heures ou pendant quelques jours.*

Ce phénomène congestif local n'est pas particulier à la période secondaire. On l'observe, au contraire, à toutes les périodes de la syphilis quand on veut y prêter attention, mais, à la période secondaire, l'accentuation des phénomènes généraux attire l'attention, tandis qu'à la période primaire et à la période tertiaire, la réaction congestive passe facilement inaperçue.

A la période primaire, le chancre se congestionne après la première injection et devient le siège d'un écoulement séreux très abondant, avant de rétrocéder.

A la période tertiaire, ce phénomène s'observe également. Je vais en rapporter quelques exemples que j'ai personnellement observés.

Un malade atteint de gomme non ramollie reçoit un jour une première injection de 0 gr. 60 d'Arsénobenzol. Le lendemain sa gomme se ramollit brutalement et s'ulcère : réaction congestive locale après l'injection.

J'injecte un jour 0 gr. 20 d'Arsénobenzol à un tabétique qui avait présenté quelques troubles parétiques du moteur oculaire commun : il revient le lendemain avec un ptosis unilatéral complet qui persiste pendant la première série de piqûres pour disparaître ensuite complètement, sans se reproduire pendant les séries de piqûres ultérieures : réaction congestive locale au niveau du noyau de la 3e paire.

Il y a quelques mois, j'injecte à Fez une malade atteinte de laryngite tertiaire grave avec sténose laryngée et tirage sus-sternal violent. Dans la nuit qui suit, elle fait une crise de dyspnée qui nécessite un tubage : réaction congestive locale laryngée.

Un soldat atteint de myocardite spécifique reçoit une injection de Novarsénobenzol ; son cœur s'affole le lendemain de la piqûre, au point de déterminer presque une crise d'asystolie : réaction congestive du système cardio-vasculaire.

Les malades atteints de néphrite syphilitique que l'on traite par les injections d'Arsénobenzol voient le taux de leur albumine augmenter brusquement le lendemain de la piqûre pour baisser rapidement les jours suivants : réaction congestive locale du rein.

Lorsqu'un paralytique général reçoit une injection arsenicale, on le voit souvent faire une crise d'excitation furieuse après sa piqûre : c'est encore une réaction congestive locale cérébrale.

Quand on injecte des tabétiques, ces malades présentent le lendemain de la piqûre une crise de douleurs fulgurantes qu'ils qualifient fréquemment du mot frappant de *douleurs en feu d'artifice* : toujours la réaction congestive locale. Or on sait que, chez les vieux tabétiques débarrassés depuis longtemps de leurs douleurs fulgurantes, les crises de douleurs réveillées par les injections se reproduisent, pendant des mois, durant les quelques heures qui suivent chaque injection. C'est que, chez les tabétiques, le tréponème est installé dans les racines nerveuses de façon autrement fixe qu'il ne l'est, chez les spécifiques secondaires, dans les macules roséoliques ; la réaction congestive locale se reproduit tant que le tréponème n'a pas disparu et les douleurs si pénibles que détermine cette congestion locale chez les tabétiques sont beaucoup plus faciles à constater qu'un changement de coloration de la peau chez un syphilitique secondaire.

Peu à peu, les crises de douleurs réveillées chez les tabétiques par les injections deviennent moins violentes, moins durables ; elles finissent par disparaître complètement après quelques mois de traitement.

Donc *la réaction congestive locale se produit après chaque injection, accentuant les accidents syphilitiques, tant que le tréponème n'a pas disparu. Elle s'atténue à mesure que le microorganisme se raréfie dans les accidents en traitement.*

Cette réaction congestive locale est tellement fixe, tellement régulière qu'on peut la considérer comme la pierre de touche de la nature syphilitique d'une lésion. Toute lésion syphilitique, sous l'action des injections arsenicales, s'accentue dans les premières heures qui suivent l'injection, avant de rétrocéder ([1]).

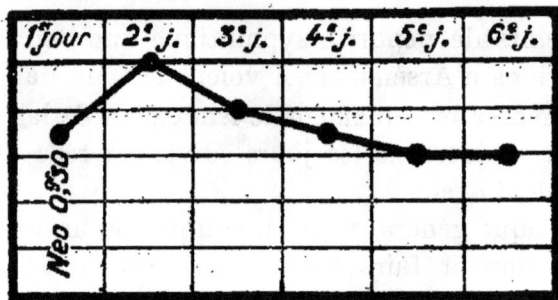

Fig. 6.

Je donne ci-contre le graphique qui représente schématiquement la modification que subissent les accidents après la première injection (il ne s'agit pas des modifications de la température, mais seulement de l'accentuation des symptômes cliniques par congestion locale).

Lorsque la première injection est faite à des doses élevées, la réaction congestive peut être très violente.

C'est ainsi que, si on débute dans le traitement d'un syphilitique secondaire par une dose forte (0 gr. 45 ou 0 gr. 60 de Novarsénobenzol), on observe presque toujours, en même temps qu'une accentuation de l'exanthème,

---

([1]) La réactivation de la séro-réaction sous l'influence d'une injection d'Arsénobenzol est une réaction analogue, qui rend perceptible une modification humorale trop atténuée pour pouvoir être décelée par les moyens dont dispose le laboratoire.

une fièvre très vive, des céphalées, parfois des vomissements.

Cette réaction peut se produire après les deux ou trois injections qui suivent, si on ne diminue pas les doses.

Lorsqu'au contraire la première dose injectée est faible (0 gr. 15 de Novarsénobenzol), la réaction congestive est peu accentuée. Elle reste à peine sensible après les autres injections si on n'élève les doses que très progressivement.

*Chez un individu neuf à la médication arsenicale, la réaction congestive est en général fonction des doses injectées.*

La durée de la réaction congestive locale est variable. Elle dure peu dans la roséole, elle est ordinairement plus longue dans les crises que les composés arsenicaux réveillent chez les tabétiques. Elle varie également d'un malade à l'autre. *Habituellement sa durée n'excède pas un jour ou deux*, mais il y a des exceptions. *Elle débute brusquement et elle est à son maximum environ un jour après l'injection* ([1]).

Lorsque, dans les injections successives que l'on fait subir à un malade, on n'élève pas la dose du médicament ou lorsqu'on l'élève très lentement, on voit la réaction congestive locale perdre de son intensité à chaque injection successive, et elle devient rapidement insensible. Cette atténuation de la réaction congestive locale est rapide dans les accidents récents comme la roséole, elle est lente dans les accidents anciens comme le tabes.

Lorsqu'au lieu d'élever progressivement les doses, on passe d'une dose faible à une dose trop élevée, la réaction congestive locale peut s'accentuer brusquement.

Au mois de décembre 1916, je mets en traitement un Israélite de Fez atteint depuis plusieurs mois de céphalées accompagnées de troubles de l'ouïe et de vertiges. Après une injection de 0 gr. 10 de Novarsénobenzol, il me signale

---

([1]) Dans les cas où la mort succède à une réaction congestive locale du cerveau (suffusions sanguines cérébrales ou méningées), la mort ne se produit pas le lendemain de l'injection, mais ordinairement quelques jours après. Il est cependant vraisemblable que c'est le lendemain que se produit l'hémorragie, et la mort survient quelques jours plus tard, du fait de l'hémorragie cérébrale ou méningée.

seulement quelques vertiges le lendemain de la piqûre. Les mêmes phénomènes légers se reproduisent après une deuxième injection de 0 gr. 15 pratiquée cinq jours plus tard. Cinq jours plus tard encore, je pratique une troi-

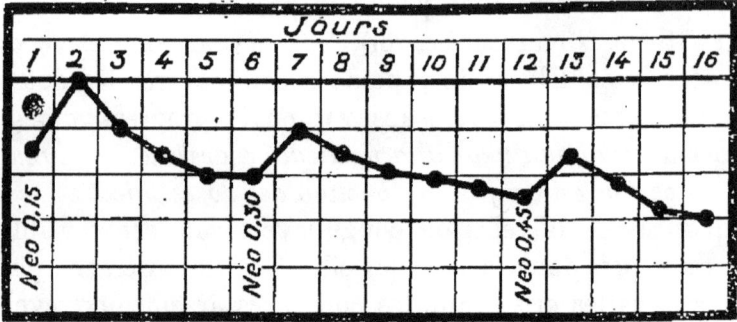

Fig. 7.

sième piqûre de 0 gr. 30. Quelques heures après, vertiges et perte de connaissance. Ces phénomènes cèdent à une injection d'adrénaline, mais n'en sont pas moins la tra- duction clinique de la réaction congestive locale qui

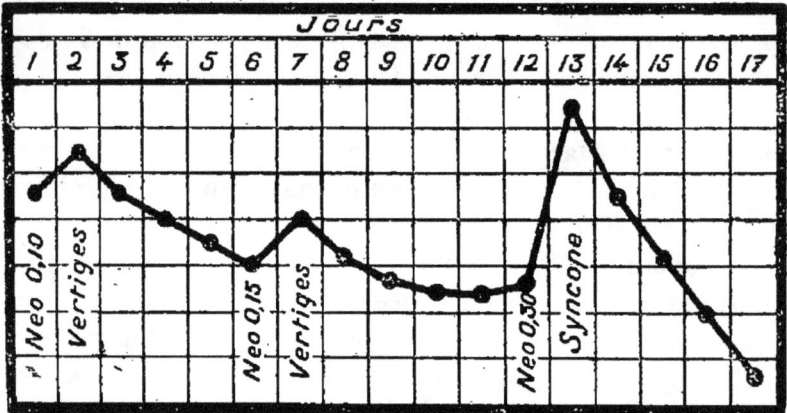

Fig. 8.

s'était accentuée après l'élévation trop brusque de la dose.

*La réaction congestive locale s'atténue régulièrement si on emploie des doses progressivement croissantes. Elle peut prendre une grande intensité au cours du traitement si on élève trop brusquement la dose du médicament injecté.*

Dans le cas que je viens de rapporter, la réaction congestive locale a provoqué des phénomènes inquiétants (perte de connaissance) à cause de la localisation du tréponème dans les centres nerveux. Si l'injection d'adrénaline n'avait pas été faite dès l'apparition de la réaction congestive, celle-ci aurait pu s'accentuer dans les heures suivantes et mettre en danger la vie du malade.

*Conduite à tenir.* — On doit faire tous ses efforts pour annuler la réaction congestive locale. Les précautions sont particulièrement indispensables, chaque fois qu'on traite des syphilitiques atteints de lésions nerveuses cliniquement appréciables ou même latentes, comme l'est souvent la méningite secondaire. Il faut, pour cela, commencer par des doses infinitésimales de médicament, chaque fois qu'on suppose l'existence de phénomènes nerveux latents, et n'élever les doses que très lentement. Nous reviendrons plus loin sur cette question.

Une fois que la réaction congestive locale s'est produite et que, par sa localisation, elle peut présenter de la gravité, comme c'est le cas dans les lésions cérébrales, cardiaques, rénales, etc., on doit chercher à l'atténuer autant que possible. Le médicament qui remplit le mieux ce but est l'adrénaline en solution au 1/1 000 qui donne d'excellents résultats. Dès l'apparition des phénomènes graves (délire, obnubilation intellectuelle, affolement du cœur, élévation notable de la quantité de l'albumine, suivant le cas du malade que l'on traite), on fera des injections sous-cutanées d'adrénaline à dose de 1 milligramme que l'on pourra répéter deux ou trois fois par jour et même davantage dans les cas graves. Avant les injections arsenicales ultérieures on aura avantage à administrer préventivement l'adrénaline à la dose de 1/2 à 1 milligramme (Voy. p. 106 la posologie de l'adrénaline).

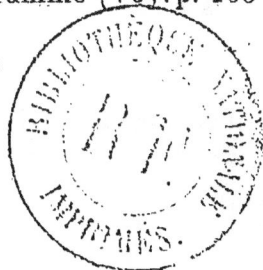

D𝑟 LACAPÈRE.                                                      7

## II. — ACCIDENTS GRAVES

### 1° Cas de mort.

Un certain nombre de cas de mort ont été signalés à la suite des injections intraveineuses arsenicales. La plupart d'entre eux relevaient d'erreurs techniques dans la direction de la cure ; aussi le nombre des accidents mortels, au lieu d'augmenter proportionnellement au nombre des injections, de jour en jour plus nombreuses, diminuait rapidement à mesure que se généralisait la méthode.

Voici, à l'appui de cette assertion, le tableau des accidents observés de 1910 à 1913 à la suite des injections d'Arsénobenzol (Leredde et Jamin) :

| Années. | Nombre de cas de mort publiés. | Nombre approximatif d'inj. pratiquées. | Pourcentage. |
|---|---|---|---|
| 1910 (3 mois). | 16 | 50.000 | 1/3000 |
| 1911.......... | 92 | 800.000 | 1/8700 |
| 1912.......... | 66 | 1.200.000 | 1/18000 |
| 1913.......... | 37 | 2.000.000 | 1/54000 |

Actuellement les causes des accidents mortels peuvent être partiellement cataloguées. Nous les rangerons sous un certain nombre de têtes de chapitres distinctes.

1° *Utilisation de doses altérées.* — On sait que les composés arsenicaux s'oxydent très rapidement au contact de l'air et que cette oxydation augmente considérablement leur coefficient de toxicité. La moindre fissure de l'ampoule où le produit doit être conservé à l'abri de l'air permet l'altération du sel. Nous avons dit que cette altération se manifestait par le changement de coloration du produit, mais cette modification peut être peu marquée et passer inaperçue, aussi est-ce une bonne précaution que de vérifier à l'œil nu ou à la loupe si l'ampoule qu'on va utiliser ne présente pas de fissure.

Il semble que, parfois, certains échantillons arsenicaux

soient particulièrement toxiques. Ces échantillons contiennent quelquefois des produits d'oxydation des Arsénobenzols (Arsénoxyde) qui sont extrêmement dangereux. J'ai signalé (¹) plusieurs cas de mort survenus avec une certaine série d'un composé arsenical. Ces faits sont très rares, d'ailleurs, et l'attention avec laquelle les produits sont aujourd'hui expérimentés avant d'être mis en vente rend les accidents de plus en plus exceptionnels.

2º *Emploi d'une eau distillée impure.* — J'ai rapporté plus haut une observation très nette à ce sujet (voy. p. 72) et j'estime qu'un certain nombre de cas de mort relèvent de la qualité du véhicule employé.

3º *Effet de la réaction congestive locale.* — L'emploi de doses élevées au début du traitement est extrêmement dangereux quand les lésions spécifiques siègent sur un organe noble, parce que la réaction congestive violente qui suit l'injection d'une première dose trop forte peut provoquer des troubles mortels (apoplexie séreuse, hémorragie cérébrale, asystolie, etc.). L'observation que je rapporte ici montrera l'importance qu'on doit attribuer à la réaction congestive dans certains cas de mort.

Pendant la campagne actuelle, un soldat appartenant aux troupes noires entre dans un centre vénéréologique avec le diagnostic vague de « accidents spécifiques ». Les seuls renseignements fournis au sujet de ce malade sont les suivants : il a été soigné par des frictions mercurielles pour des accidents syphilitiques qui remontent à trois mois et dont la nature n'a pas été précisée.

Dans l'impossibilité d'obtenir du malade aucun éclaircissement, le chef de service fait pratiquer une séro-réaction qui se montre très positive ($+ + + +$).

Quatre jours après la prise de sang destinée à la séro-réaction, une injection de 0 gr. 10 de Galyl est pratiquée.

Quatre jours plus tard, on est obligé d'évacuer le malade sur l'hôpital, car il présente des troubles mentaux qui vont

(¹) *Soc. de Dermat. et de Syph,*. avril 1919.

en s'accentuant : on ne peut lui faire garder le lit, il se pro-
mène continuellement dans la salle, urinant partout et faisant des discours sans suite. Il n'a pas de fièvre, pas d'inégalité pupillaire, l'appétit est normal.

Le lendemain de son entrée à l'hôpital, le malade meurt
sans que son état se soit modifié.

A l'autopsie, on trouve une grosse rate (750 grammes),
parsemée d'îlots hémorragiques, un foie marqué à sa surface
de cicatrices étoilées, un liquide céphalo-rachidien très hyper-
tendu, pas d'œdème cérébral, pas de suffusions sanguines.
L'examen *post mortem* du liquide révèle une lymphocytose
accentuée : on conclut à de la méningite syphilitique.

Ultérieurement, une enquête très soigneuse auprès des
autres malades de la salle apprend que ce malade présentait
déjà à son entrée un délire léger, mais si peu accentué qu'on
y a à peine prêté attention et qu'on n'a pas songé à le
signaler au médecin, qui, de son côté, n'a pu s'en rendre
compte en interrogeant le malade.

On voit les faits : un malade, spécifique probable, qui
entre dans le service avec un délire si léger qu'il n'est
perceptible que par sa persistance, une séro-réaction très
fortement positive et rien d'autre pour guider le diagnostic
et poser les indications du traitement.

Commencer le traitement par une dose de Galyl de
0 gr. 10 était parfaitement justifié dans ce cas, puisque les
symptômes de gravité étaient trop légers pour être perçus
et, l'eussent-ils été, le traitement antérieurement subi par
le malade (frictions mercurielles) paraissait devoir le mettre
à l'abri d'une réaction violente au traitement arsenical.

Contre toute probabilité, on voit, sous l'influence d'une
dose modérée de Galyl, dose qui d'après Mouneyrat correspond à 0 gr. 25 de Novarsénobenzol (voir la notice
accompagnant les ampoules de Galyl), les phénomènes
méningés s'accentuer progressivement jusqu'à entraîner
la mort.

Dans combien de cas le traitement de la syphilis secondaire, qui s'accompagne si souvent de méningite cliniquement latente, a-t-il été commencé aussi prudemment?
Avant que des communications répétées aient attiré

l'attention sur le danger des fortes doses au début de la période secondaire, les médecins les plus timorés administraient au minimum 0 gr. 30 de Novarsénobenzol et la plupart commençaient par doses de 0 gr. 45 ou 0 gr. 60, sans se douter des dangers qu'ils faisaient courir à leurs malades.

La majorité des cas de mort qui ont été publiés sont survenus après première injection (¹), ce qui est tout en faveur de l'importance de la réaction congestive dans la pathogénie de ces accidents.

La réaction congestive peut provoquer des accidents mortels en dehors des cas où il existe des lésions cérébrales. Chez les malades atteints de néphrite syphilitique, la réaction congestive entraîne une décharge très élevée d'albumine après l'injection et la mort pourrait survenir à la suite de phénomènes urémiques, comme dans le cas de Ravaut. Chez un malade atteint de myocardite syphilitique, j'ai assisté à des phénomènes d'asystolie après une injection de Novarsénobenzol, phénomènes réactionnels qui auraient pu entraîner la mort.

4º *Apoplexie séreuse.* — Il semble que, chez certains individus, les Arsénobenzols puissent déterminer des accidents nerveux par apoplexie séreuse (Milian). Les accidents surviennent d'ordinaire 36 à 48 heures après l'injection. Le malade accuse une céphalée croissante et tombe dans le coma ; il meurt au bout de 12 à 24 heures. M. Milian a eu dans certains cas de beaux succès avec l'Adrénaline employée largement.

5º *Mauvais état des émonctoires.* — Pour être bien tolérés par l'organisme, les composés arsenicaux doivent être éliminés rapidement. Ne pouvant être éliminés en nature, ils doivent être transformés dans le sérum par des

---

(¹) Sur 211 cas de mort réunis par Jamin, on trouve 104 cas après la 1ʳᵉ injection, 55 après la 2ᵉ, 13 après la 3ᵉ, 8 après la 4ᵉ, 1 après la 5ᵉ, 1 après la 6ᵉ, 1 après la 7º, 28 sans renseignements.

anticorps spéciaux, des *lysines*, puis éliminés par les émonctoires naturels, en particulier par le rein.

Les troubles apportés à l'une de ces deux phases de l'élimination détermine des accidents. Nous avons vu que l'absence de lysines est, d'après Danysz, la cause de la crise nitritoïde qu'il compare à la crise anaphylactique ; c'est un trouble de la première phase de l'élimination. Les troubles apportés à la seconde phase de l'élimination, c'est-à-dire à l'excrétion rénale, par suite de la diminution de la, perméabilité rénale aux composés arsenicaux, provoquent des accidents toxiques.

Cependant, l'intoxication arsenicale par rétention du produit injecté doit être extrêmement rare car, dans la plupart des autopsies pratiquées chez des individus morts à la suite d'accidents dus au traitement, la recherche de l'arsenic dans les viscères est restée absolument négative.

Il n'existe pas de méthode pratique de vérifier après chaque injection si l'élimination du produit arsenical injecté est totale et si elle se fait dans les délais normaux, mais tout rein qui n'élimine pas les composés arsenicaux employés dans le traitement de la syphilis est un rein malade et ses altérations se traduisent ordinairement par la présence d'albumine dans l'urine, sauf de très rares exceptions. La recherche de l'albumine dans l'urine est donc chose nécessaire avant l'injection.

L'étude du rapport azoturique. et de la perméabilité rénale sont également des recherches intéressantes, mais trop difficiles pour être faites couramment. On ne devra pas hésiter à les pratiquer dans les cas où l'on a un doute sur l'intégrité du rein.

Une femme de 27 ans reçoit, au cours d'une syphilis secondaire caractérisée par de la roséole, de la céphalée, de la fièvre, une première injection de 0 gr. 15 de Novarsénobenzol et, cinq jours après, une seconde injection de 0 gr. 25.

Quarante-huit heures après cette seconde injection, la malade est prise de fièvre (41°), de vomissements, de céphalées atroces, de congestion des conjonctives, puis d'une éruption de larges placards érythémateux.

On administre 1/2 milligramme d'adrénaline par la bouche le matin et autant le soir, le jour même de l'éruption, et on répète cette médication le lendemain. L'éruption disparaît, les vomissements se calment, tandis que la fièvre et les céphalées persistent.

Le lendemain, nouveau frisson ; on injecte 1 gramme de quinine dans les muscles de la fesse. La fièvre tombe le jour même, et tous les malaises disparaissent.

Onze jours après cette deuxième injection, on recommence la médication par une injection de 0 gr. 15 de Novarsénobenzol. Un quart d'heure après, il se produit de la congestion conjonctivale intense, des vomissements, de la diarrhée, des douleurs abdominales violentes, des sueurs, de la dyspnée, du refroidissement des extrémités. Bientôt il survient de la cyanose des lèvres, des plaques violacées apparaissent sur le corps et la malade perd connaissance.

On administre 1/2 milligramme d'adrénaline, on fait des frictions alcooliques, des piqûres d'éther, de caféine, d'huile camphrée. Au bout de deux heures, la malade reprend connaissance, commence à se réchauffer mais conserve quelques heures une parésie et une insensibilité des pieds et des mains. Le soir même, on donne de nouveau de l'adrénaline, l'état s'améliore, la température monte à 40°, les céphalées sont violentes.

Le lendemain, la température tombait à 38°, les céphalées persistaient ainsi que de l'engourdissement des pieds et des mains. Deux jours après, tout était terminé. On ne constatait pas d'albumine dans les urines.

Pendant les quatre mois qui suivent, les injections arsenicales sont remplacées par des piqûres intramusculaires de cyanure de mercure, puis on fait un nouvel essai de la médication arsenicale.

J'avais conseillé d'employer le procédé de la dose vaccinale de Danysz et la malade reçoit une première injection de 1/2 centigramme de Novarsénobenzol qui est bien tolérée. Cinq minutes après, on injecte 0 gr. 05 du même produit ; ces injections étaient faites avec une eau distillée que j'avais fournie moi-même.

Dix minutes plus tard, la malade accuse de légers vertiges, des bouffées de chaleur, de la céphalée, puis tout disparaît.

Brusquement, trois heures après la piqûre, apparaît une céphalée vive, un violent frisson, des vertiges, des nausées. La malade est prise de syncope mais reprend rapidement connaissance. La face, d'abord pâle, se congestionne, les conjonctives s'injectent, le pouls est à 120, la malade se plaint d'oppression et de frissons. La température est de 37º,2. On injecte 1/2 milligramme d'adrénaline et de l'huile camphrée. La céphalée persiste, il survient des vomissements, les lèvres sont cyanosées, la soif ardente, il y a des fourmillements des mains et des pieds. La température monte à 38º,3.

Le même état persiste toute la journée, mais le lendemain la température tombe et tous les malaises disparaissent progressivement.

L'observation de cette malade m'avait été communiquée jour par jour et avait été publiée comme intolérance aux injections arsenicales. Peu satisfait de ce diagnostic, je demande à examiner de nouveau moi-même les urines et j'y trouve 1 gr. 60 d'albumine par litre.

On voit comme il faut être réservé pour porter le diagnostic d'intolérance essentielle aux injections arsenicales. Dans le cas que je viens de rapporter, il s'agissait à n'en pas douter de troubles de l'élimination urinaire, mais l'absence d'albumine, constatée par le médecin qui avait pratiqué les injections, montre que la diminution de la perméabilité rénale était difficile à apprécier. Si sa prudence avait été moindre et s'il n'avait profité du premier avertissement pour réduire beaucoup les doses habituelles, il aurait sans doute eu à déplorer un accident mortel. Ce fait vient encore à l'appui de ce que je ne cesse de conseiller : l'emploi de très faibles doses au début de la médication. Si la perméabilité rénale est insuffisante, on est ainsi averti à temps par des accidents passagers que la médication arsenicale doit être abandonnée.

C'est là, je crois, l'explication la plus rationnelle de la plupart des cas d'intolérance pour lesquels on invoque souvent l'idiosyncrasie.

6º *Intolérance.* — Tous les accidents dont le mécanisme échappe à l'observateur ont été classés sous le nom d'accidents d'intolérance. Je crois qu'il en est peu qui soient régis par des causes étrangères à celles que je viens d'énumérer. On a accusé les injections trop rapprochées d'avoir provoqué des accidents mortels. Je considère qu'il est

indispensable d'espacer suffisamment les injections pour
que la totalité du produit injecté soit éliminée avant qu'on
ne pratique une nouvelle injection ; sinon, le médicament s'accumule et provoque des accidents si la quantité totale du produit injecté dépasse la quantité de médicament qu'on peut injecter en une fois à un individu de
même poids. Mais, dans les cas qui ont été publiés comme
des accidents d'intolérance (cas de Ravaut, où un albuminurique reçoit à quatre jours d'intervalle 0 gr. 40 puis
0 gr. 70 d'Arsénobenzol), la mort survient du fait·de l'en-
trave apportée à l'élimination par les lésions rénales et
non par suite de la quantité de médicament injectée.

En d'autres termes, l'intolérance pour un médicament
n'est autre chose que l'élévation du coefficient de toxicité
chez un individu, et, parmi les causes susceptibles de
déterminer cette élévation du coefficient toxique (qu'on
attribue à une idiosyncrasie quand on n'en peut saisir la
raison), les troubles de l'élimination par diminution de la
perméabilité rénale tiennent la première place.

*Symptomatologie des accidents mortels.* — Les symptômes
présentés par le malade varient suivant la cause qui provoque les accidents. Lorsque ceux-ci sont causés par la
réaction congestive, on se trouve, suivant les cas, en face
de phénomènes de méningite, d'asystolie, d'urémie.

Si les accidents sont dus à l'altération du produit, à la
mauvaise qualité du véhicule, à l'imperméabilité rénale,
on observe des phénomènes d'intoxication analogues à
ceux que nous avons décrits plus haut (Voy. p. 72 et
p. 102). Il est à remarquer que des phénomènes de paralysie, ou plutôt de parésie, ont été observés lorsqu'il s'est
agi de rétention du produit par suite d'imperméabilité
rénale, c'est-à-dire quand l'intoxication est provoquée par
la rétention du composé arsenical ; au contraire, on n'a
signalé aucun phénomène paralytique quand l'intoxication a succédé à l'injection d'eau distillée contenant des
substances nocives autres que l'arsenic.

Dans l'apoplexie séreuse, on observe des céphalées apparaissant 36 à 48 heures après l'injection. Elles s'aggravent progressivement et aboutissent au coma. Il est rare que l'apoplexie séreuse survienne sans que les injections précédentes aient déterminé quelques signes d'intolérance (fièvre, céphalées, état nauséeux persistant).

*Conduite à tenir.* — Dans tous les cas d'accidents par réaction congestive, l'indication absolue est de chercher à atténuer la congestion locale. L'adrénaline en solution au 1/1000 est le meilleur médicament à recommander.

Dans l'apoplexie séreuse, l'adrénaline donne également des résultats excellents, à condition d'être employée beaucoup plus largement qu'on ne le fait habituellement.

Je résume les *règles de l'emploi de l'Adrénaline* telles que Milian les a exposées ([1]).

1º A titre *préventif* des crises nitritoïdes et de la réaction congestive locale, on administrera l'adrénaline par la bouche, une heure avant l'injection, à la dose de 2 milligrammes. On répétera cette dose cinq minutes avant l'injection, et, si le malade a eu des crises nitritoïdes graves, on remplacera cette deuxième dose par une injection sous-cutanée d'un milligramme d'adrénaline. Chez les grands intolérants on pourra continuer à prescrire un milligramme *per os* matin et soir pendant les quatre jours qui suivent l'injection.

2º A titre *curatif*, l'adrénaline est surtout indiquée contre l'apoplexie séreuse et contre les réactions congestives cérébrales. L'adrénaline sera administrée en injections intramusculaires. On peut et on doit répéter les injections jusqu'à ce que le malade soit hors de danger. Il est souvent nécessaire d'injecter 3, 4, 5 milligrammes successivement ; on maintient l'amélioration en continuant à donner chaque

[1] *Paris médical,* 2 février 1918

jour 1 ou 2 milligrammes d'adrénaline en injection ou par la bouche.

Dans les cas très graves, on peut tenter l'injection intra-veineuse. Cette injection doit être faite très lentement, en solution étendue. On peut injecter 1/10 à 1/4 de milli-gramme dans 25 à 100 centimètres cubes de sérum. Cette médication a donné des résultats saisissants dans des cas qui paraissaient désespérés.

Dans les cas où on incrimine l'intoxication par le véhicule ou par le produit arsenical lui-même, on devra favoriser au-tant que possible l'élimination, recourir à l'adrénaline comme tonique cardiaque et à la saignée, s'il est nécessaire.

### 2° Ictère.

L'ictère s'observe assez fréquemment après les séries de Novarsénobenzol ou de Galyl; je l'ai, au contraire, rarement constaté après des séries d'Arsénobenzol (ancien Salvarsan).

La nature de ces ictères est encore très discutée. Certains observateurs estiment qu'il s'agit là d'un ictère syphilitique et non d'un ictère toxique ; ils considèrent cet accident comme une récidive d'accidents syphilitiques (hépato-récidive) analogue aux récidives qu'on voit se produire après des suspensions de traitement trop prolongées et comparables aux neuro-récidives. Personnellement, je ne partage pas cet avis et je considère l'ictère survenant après les séries d'injections de Novarsénobenzol comme un accident toxique pour les raisons suivantes [1] :

Il apparaît très souvent après les injections de Novarsé-nobenzol ou de Galyl, presque jamais après les injections d'Arsénobenzol (j'en ai constaté environ 25 cas après des séries de Novarsénobenzol et n'en ai vu qu'un très petit

---

[1] Je parle, bien entendu, de la majorité des cas et j'admets qu'il peut s'agir parfois d'hépato-récidives, mais je considère ce fait comme exceptionnel.

nombre de cas après les séries d'Arsénobenzol, bien que j'aie employé ces deux produits à peu près aussi souvent l'un que l'autre).

L'ictère se montre parfois au cours même d'une série d'injections de Novarsénobenzol, tandis que je n'ai jamais vu aucun accident syphilitique apparaître dans ces conditions (¹).

L'ictère apparaît parfois chez des individus dont la séroréaction est devenue négative à la suite du traitement déjà subi.

L'ictère se montre également chez les individus non syphilitiques traités par le Novarsénobenzol. Carnot l'a constaté chez des paludéens qui avaient subi cette médication.

Il semble particulièrement fréquent chez les individus dont les urines contiennent de l'urobiline ou des acides biliaires ; aussi ces recherches sont-elles importantes à pratiquer avant de commencer le traitement particulier chez les individus ayant un passé hépatique.

M... est traité, en juin 1916, pour des accidents secondaires muqueux, par deux séries de huit piqûres de Novarsénobenzol, et reçoit un total de 13 gr. 05 du produit. La seconde série se termine le 21 octobre. Trois semaines après, la séroréaction n'étant pas encore totalement négative, on commence une troisième série d'injections.

Après la première piqûre de cette troisième série, M... est pris d'un ictère très persistant, accompagné de passage de pigments dans les urines et de décoloration des selles. La température reste normale. Le traitement est suspendu.

Vers le cinquième jour, apparaît une stomatite diffuse caractérisée par la formation d'un enduit pultacé qui s'étend à toute la bouche. Cet enduit s'épaissit peu à peu et prend un aspect diphtéroïde.

Au bout de trois semaines, le malade reste très amaigri, conservant encore du subictère des conjonctives. La stomatite n'a pas entièrement disparu ; il demeure un léger enduit

(¹) Lorsqu'il apparaît au cours d'une série de Novarsénobenzol, l'ictère est habituellement dû aux injections de la série précédente, car c'est comme nous le verrons plus loin, un accident tardif, qui se montre rarement moins de quatre à six semaines après la dernière injection de la série.

diphtéroïde à la face inférieure de la langue et sur le voile du palais, ainsi qu'un bourrelet qui enchâsse la dernière molaire.

Le malade recommence à manger, mais il est atteint, peu de jours après, d'une récidive beaucoup plus sérieuse que la première atteinte, qui se termine cependant par la guérison, au bout de quatre à cinq semaines [1].

L'ictère paraît d'autant moins grave qu'il se montre plus tardivement ; quand il apparaît brusquement au cours d'une série d'injections, il y a intérêt majeur à suspendre l'emploi du composé qui a provoqué son apparition pour recourir à un produit de substitution.

L'évolution de l'ictère qui succède aux séries d'injections de Novarsénobenzol est habituellement simple. Il n'en est pas toujours ainsi, et on m'a rapporté oralement le cas d'une jeune femme qui, ayant eu un ictère analogue à la suite d'une série d'injections de Novarsénobenzol, subit, peu de temps après sa guérison, une opération sous le chloroforme. Elle fut prise, aussitôt après cette intervention, d'un ictère grave qui se termina par la mort.

Un autre cas a été rapporté par le D$^r$ Ch. Laurent, médecin des hôpitaux de Saint-Étienne, mon collaborateur. Il eut à traiter, vers le mois de mars 1914, un malade récemment réformé pour syphilis rebelle. Ce malade venait de subir un traitement de vingt ou vingt-cinq injections de biiodure de mercure à 0 gr. 02 centigrammes et il était atteint d'une syphilis secondaire papuleuse généralisée. Les urines contenant des traces sensibles d'albumine, le malade fut mis d'abord au régime lacté absolu sans traitement pendant huit jours. L'albumine disparut.

Le malade subit alors trois injections intraveineuses de Novarsénobenzol, à une semaine d'intervalle et aux

(1) Le traitement a été repris chez ce malade avec l'Arsénobenzol. Deux mois après une série de huit injections, et immédiatement après une piqûre d'une nouvelle série du même sel, ce malade présente un nouvel ictère de même caractère. C'est un des rares cas d'ictère que j'aie constaté après l'Arsénobenzol, et encore les conditions sont-elles ici très particulières.

doses de 0 gr. 30, 0 gr. 45 et 0 gr. 45. L'examen des urines, fait chaque fois, ne révéla pas trace d'albumine. Au moment où fut faite la troisième piqûre, les urines avaient un aspect foncé, mais ne contenaient pas de pigments biliaires. Une semaine après cette troisième piqûre, le malade fit un ictère qui s'accentua rapidement, malgré traitement par le régime lacté et une purgation. Dix à quinze jours plus tard, il était admis à l'hôpital, tombait dans le coma au bout de quelques heures et mourait le lendemain.

A l'autopsie, on constata une atrophie jaune aiguë du foie avec désintégration complète de la cellule hépatique, tout à fait analogue à celle que produit l'intoxication arsenicale aiguë, mais *sans aucune trace d'arsenic dans le foie.*

Tous les cas d'ictère arsenical que j'ai personnellement observés se sont produits longtemps après la série de piqûres. Beaucoup d'entre eux ont été précédés de troubles gastro-intestinaux, qui se sont reproduits à plusieurs reprises au cours des séries d'injections, de sorte que je considère la prédisposition individuelle comme ayant une importance réelle.

Mon collègue, le D$^r$ Laurent, a observé dans sa clientèle personnelle et hospitalière une série de ces mêmes ictères apparaissant après une série de Novarsénobenzol et a remarqué leur fréquence particulière chez les malades dont les urines contenaient des acides biliaires.

Il me paraît également hors de doute que certaines séries de Novarsénobenzol déterminent fréquemment de l'ictère, tandis que d'autres séries n'en provoquent pas. On sait que ce composé est soigneusement expérimenté au point de vue biologique et que le pouvoir toxique des différents échantillons n'est pas toujours identique. Il semble que certaines séries du produit soient mal tolérées par le foie, tandis que le fait est exceptionnel avec d'autres séries.

Le pouvoir *ictérigène* de ces échantillons est dû, sans doute, à la production de c mposés toxiques au moment de leur préparation ou de leur embouteillage, car les ictères toxiques m'ont paru beaucoup plus rares après que les fabricants ont été avertis de la fréquence de ces accidents.

*Conduite à tenir.* — L'apparition de l'ictère chez un malade traité par le Novarsénobenzol doit, à mon sens, faire renoncer à ce produit, qui peut être remplacé par un autre composé (Arsénobenzol, Sulfarsénol) que le foie tolérera beaucoup mieux ; les deux cas d'ictère grave que j'ai cités montrent combien l'atteinte du foie peut être profonde. Quant à l'ictère lui-même, il sera traité comme un ictère catarrhal ordinaire, par les lavements froids, le régime, le sulfate de soude. L'extrait de bile peut rendre de grands services.

### 3° Albuminurie.

L'albuminurie a été quelquefois signalée à la suite du traitement par les composés arsenicaux. Elle apparaît quelquefois au cours du traitement, chez des individus qui ne présentaient auparavant aucune trace d'albumine dans l'urine. Les injections arsenicales pourraient donc révéler parfois une insuffisance rénale latente.

Le traitement par les composés arsenicaux peut accentuer une albuminurie existant antérieurement, comme il peut révéler une albuminurie latente, et c'est vraisemblablement ce qui s'est passé chez la malade dont j'ai rapporté l'observation un peu plus haut (Voy. p. 102).

Quand l'albuminurie n'est pas d'origine syphilitique, le traitement par les arsenicaux doit être écarté ; mais il est souvent impossible de dire, sans faire l'épreuve du traitement, si une albuminurie est ou n'est pas syphilitique.

On devra donc, lorsqu'on institue le traitement chez un albuminurique, commencer par des doses infinitésimales, de façon à tâter la susceptibilité de l'individu et voir comment se comporte son rein sous l'influence du traitement arsenical. Il est prudent de rechercher dans l'urine le rapport azoturique et de se montrer particulièrement réservé quand ce rapport est inférieur à 80 p. 100.

Si l'albuminurie est syphilitique, on constate, le lendemain de la piqûre, une élévation passagère du taux de l'albumine. Mais, dès le deuxième jour, la quantité d'albumine baisse et tombe bientôt au-dessous du chiffre constaté avant l'injection. Il ne s'agit, en somme, que d'une réaction congestive locale ; à chaque nouvelle injection, la quantité d'albumine s'élève passagèrement pour diminuer ensuite. La courbe de la quantité d'albumine s'abaisse régulièrement, tout en présentant un crochet après chaque piqûre.

On doit se préoccuper, quand on traite un albuminurique, d'éviter une réaction violente, car le rein peut se bloquer, comme cela s'est produit dans le cas de Ravaut, et le malade peut être emporté par des phénomènes urémiques.

Si l'albuminurie augmente après la piqûre et ne diminue pas après les injections suivantes, et surtout si on voit apparaître des phénomènes toxiques prouvant la rétention arsenicale, il faut renoncer à la médication par les composés arsenicaux.

*Conduite à tenir.* — Préventivement, on fera usage de doses infinitésimales au début, et on aura recours à la méthode vaccinale.

Curativement, on favorisera l'élimination, on emploiera les injections d'adrénaline qui décongestionnent le rein et forceront la filtration urinaire en élevant la tension sanguine, on aura recours à la théobromine, à la saignée, s'il y a lieu.

## 4° Troubles cardiaques.

On peut dire des troubles cardiaques ce que je viens de dire de l'albuminurie. Cependant, si les troubles cardiaques ne sont pas d'origine spécifique, ils sont en général très peu influencés par la médication arsenicale, lorsqu'il s'agit d'affections valvulaires bien compensées. C'est ainsi que j'ai pu employer cette méthode chez des individus atteints de lésions valvulaires et, à la condition d'observer quelque prudence dans la conduite du traitement, on ne constate ordinairement aucune réaction fâcheuse.

Chez les malades atteints de myocardite (syphilitique ou non), de grandes précautions sont nécessaires, car l'administration des composés arsenicaux détermine une dépression passagère de la tonicité cardiaque en même temps qu'elle détermine une vaso-dilatation considérable avec stagnation du sang dans les organes. Lors donc qu'il existe de la myocardite cliniquement reconnue ou même simplement un assourdissement du choc cardiaque avec un léger degré d'abaissement de la pointe de l'organe, une tendance à l'essoufflement, les précautions les plus minutieuses sont indispensables. On fera bien de commencer le traitement par des doses particulièrement faibles et de pratiquer systématiquement des injections d'adrénaline pour relever la tension artérielle après chaque injection et pour éviter la diminution de tonicité cardiaque qui peut aller jusqu'au collapsus.

C'est à la vaso-dilatation et à la dépression du cœur que sont dus parfois les phénomènes asystoliques ou hyposystoliques qu'on a observés chez des cardiaques à la suite de l'injection des composés arsenicaux. Ce sont là des phénomènes purement mécaniques, dans lesquels la syphilis n'a rien à voir. Mais, dans d'autres cas, les accidents résultent de l'exagération des lésions cardio-vasculaires d'origine syphilitique. Il s'agit alors d'une véritable réaction congestive locale et, chez de tels malades, on devra continuer la médication avec grande prudence, de façon à limiter la réaction, mais aussi de façon à agir sur les troubles spécifiques du cœur qui s'amélioreront peu à peu sous l'influence du traitement. Dans ce dernier cas, l'injection systématique d'adrénaline avant ou après l'injection arsenicale est à recommander. C'est donc une mesure générale à adopter chaque fois que le tonus cardiaque peut être influencé par la médication arsenicale.

Si une crise réactionnelle trop violente se déclare, on

agira comme si l'on était en face d'une crise d'asystolie ;
on aura recours aux injections d'adrénaline répétées et à
la saignée.

### 5° Neuro-récidives.

Les neuro-récidives étaient autrefois considérées comme
des accidents arsenicaux se produisant à longue échéance,
après que le traitement était suspendu depuis des semaines.
Tout le monde est aujourd'hui d'accord pour les considérer
comme une récidive d'accidents syphilitiques, aussi n'en
parlerai-je pas ici.

### 6° Affections hémorragipares.

L'action vaso-dilatatrice très énergique des arsenicaux
peut déterminer des hémorragies chez les prédisposés.
J'ai constaté le fait plusieurs fois dans le cas d'ulcère et
de cancer gastriques, dans un cas de cancer de la langue
où le traitement arsenical avait été institué comme traitement d'épreuve, dans un cas de varices intestinales.

Dans tous ces cas, l'injection d'adrénaline est indispensable pour prévenir les hémorragies graves. Si elles se
produisent, les injections massives de sérum adrénaliné
donnent de bons résultats.

En terminant cet exposé, je résumerai brièvement les
principes généraux dont on ne doit pas se départir si l'on
veut avoir toutes chances d'éviter les accidents au cours
du traitement de la syphilis par les injections arsenicales.

1° *S'assurer que le produit n'est pas altéré et que l'ampoule est intacte ;*

2° *Préparer soi-même le véhicule, autant que possible
avec des appareils à distiller en verre dur. Rejeter toute
eau contenant des impuretés visibles. Lorsqu'on est réduit
à une eau distillée de provenance inconnue, faire l'injec-*

*tion sous très faible volume (1 ou 2 centimètres cubes) en s'adressant aux produits neutres, en particulier au Novarsénobenzol, qu'on peut utiliser très concentrés;*

*Éviter la présence de toute particule non dissoute dans la solution à injecter;*

*3° Examiner avec soin le malade et rechercher s'il ne présente pas de symptômes de syphilis nerveuse, cardiaque ou urinaire; rechercher avec soin dans l'urine l'urobiline, les acides biliaires, l'albumine et, s'il y a lieu, établir le rapport azoturique;*

*4° Commencer le traitement par de faibles doses (au maximum 0 gr. 30 de Novarsénobenzol ou des quantités correspondantes des autres produits);*

*Réduire la dose de début à 0 gr. 15 de Novarsénobenzol dans le traitement de la syphilis secondaire. Fractionner encore les premières doses s'il s'agit d'un malade pouvant présenter une réaction nerveuse, cardiaque ou rénale;*

*5° Injecter en pleine lumière vasculaire, pousser l'injection lentement. Éviter les injections trop chaudes ou trop froides;*

*6° Lorsqu'il se produit un incident, suspendre l'injection et ne la reprendre qu'après que tout est rentré dans l'ordre, en prenant les dispositions nécessaires pour que cet incident ne se reproduise pas;*

*7° S'il survient un accident, instituer une thérapeutique appropriée à chaque cas en suivant les indications données plus haut.*

# CHAPITRE IV

## MÉTHODES DE RECHERCHE
## GUIDANT L'APPLICATION DU TRAITEMENT

Il est indispensable de réserver dans ce travail une place importante aux méthodes de recherche destinées à guider l'application du traitement.

Ces épreuves n'enlèvent aucune valeur aux constatations cliniques, et il serait très imprudent de baser exclusivement un diagnostic sur le résultat que le laboratoire peut fournir. On ne saurait assez s'élever contre la tendance de certains praticiens à vouloir remplacer le diagnostic clinique par une recherche de laboratoire. C'est courir volontairement à l'erreur.

Supposons un malade atteint d'une ulcération génitale. Si la séro-réaction se montre négative, avons-nous le droit de conclure qu'il ne s'agit pas d'un chancre syphilitique? Non, puisque, pendant les premiers jours de l'évolution du chancre induré, la séro-réaction reste négative. Si, au contraire, le résultat de la recherche est positif, devons-nous en conclure qu'il s'agit à coup sûr d'un chancre syphilitique? Non, car la séro-réaction peut être due à une infection antérieure à la lésion que nous avons sous les yeux.

La clinique garde donc toute son importance et c'est, dans les cas que je viens d'exposer comme dans bien d'autres, sur ses indications qu'on décidera s'il y a lieu d'entamer le traitement ou de s'abstenir. Les recherches de laboratoire ne doivent donc venir que pour étayer les constatations cliniques et leur servir de corollaire. On doit les considérer comme un élément d'appréciation qui vient corriger ce que le diagnostic clinique peut avoir d'imprécis, qui réduit autant que possible la part personnelle, par conséquent aléatoire, que comporte le diagnostic.

Les recherches de laboratoire prennent, au contraire, une valeur de premier ordre quand les symptômes cliniques font défaut, quand le traitement a fait disparaître les accidents. C'est alors sur la recherche de la séro-réaction, sur l'examen du liquide céphalo-rachidien qu'on se basera pour décider si le traitement doit être continué ou suspendu.

J'exposerai donc avec quelques détails la technique de la recherche du tréponème, celle de la séro-réaction et de l'examen du liquide céphalo-rachidien.

### I. — RECHERCHE DU TRÉPONÈME

La recherche du tréponème est surtout importante dans le cas de syphilis primaire. Le diagnostic du chancre syphilitique doit être, en effet, posé dès le jour où le malade vient se faire examiner. Il faut éviter le procédé qui consiste, pour établir le diagnostic, à observer l'évolution de la lésion et les modifications que lui font subir les topiques. C'est malheureusement une méthode souvent employée et la plupart des malades qui ne viennent pas directement nous trouver, ont déjà subi un certain nombre de traitements d'essai dont le seul résultat a été de déformer profondément la lésion à examiner.

Huit fois sur dix, le médecin (ou le pharmacien) consulté lors de l'apparition de la lésion, a déclaré « que ce n'était vraisemblablement rien », mais qu'il conseillait l'application d'iodoforme ou de poudre de calomel ou la cautérisation ignée.

Or, ces moyens thérapeutiques ont un effet sûr, c'est de déformer immédiatement la lésion et de faire disparaître le tréponème de la surface de l'ulcération. Les applications d'iodoforme et de calomel indurent les tissus et peuvent, en certains cas, faire croire à une induration qui n'existe pas. La cautérisation ignée déforme les bords de la lésion dont la zone extensive est momentanément détruite.

Ces procédés doivent être absolument rejetés, car ils obligent, pour poser un diagnostic ferme, à attendre que l'ulcération ait repris un aspect normal, et ce délai peut donner le temps au tréponème de franchir la barrière ganglionnaire, ce qu'on aurait peut-être pu éviter si l'on avait agi de suite.

On ne doit jamais oublier la différence de pronostic qui existe entre une syphilis traitée avant la dissémination du tréponème dans l'économie et une syphilis dont le traitement est seulement commencé après ce moment.

Plus mauvais encore est le procédé qui consiste à attendre l'apparition de l'exanthème secondaire pour faire le diagnostic de chancre, car il laisse le malade sans traitement jusqu'au moment où la multiplication du tréponème est à son maximum et où le microorganisme a envahi tous les organes.

Dans tous les cas de chancre syphilitique, on devra chercher à confirmer le diagnostic clinique, même s'il est indiscutable, par le diagnostic bactériologique (recherche du tréponème). Cependant, malgré une recherche négative, on devra entamer le traitement sans tarder si les données cliniques permettent de poser un diagnostic formel.

Le tréponème peut être recherché : 1º à l'ultra-microscope, c'est-à-dire à l'état vivant, sans coloration ; 2º sur des frottis secs, après coloration.

### 1º Recherche à l'ultra-microscope.

L'ultra-microscope est un appareil qui permet l'éclairage latéral intense d'une préparation microscopique examinée à l'état frais. Les particules microscopiques se détachent sur un fond noir et on peut ainsi distinguer des éléments qui resteraient invisibles par la méthode ordinaire.

Il se compose schématiquement d'un prisme placé au-

dessus ou au-dessous de la platine du microscope et qui
reçoit un faisceau lumineux fourni par une source d'éclai-

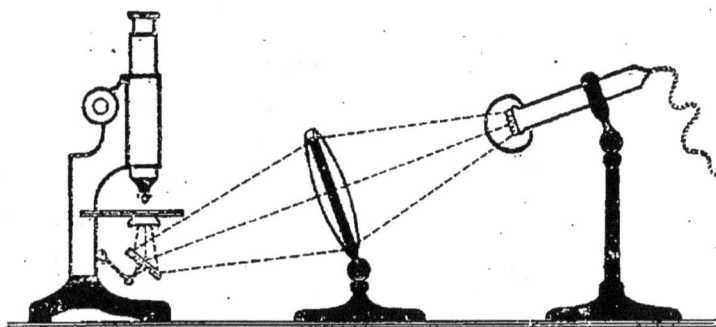

Fig. 9.

rage intense (lampe Nernst, lampe à manchon incan-
descent) et concentré par une lentille en un mince pinceau. Au-dessus du prisme, on place la préparation fraîche

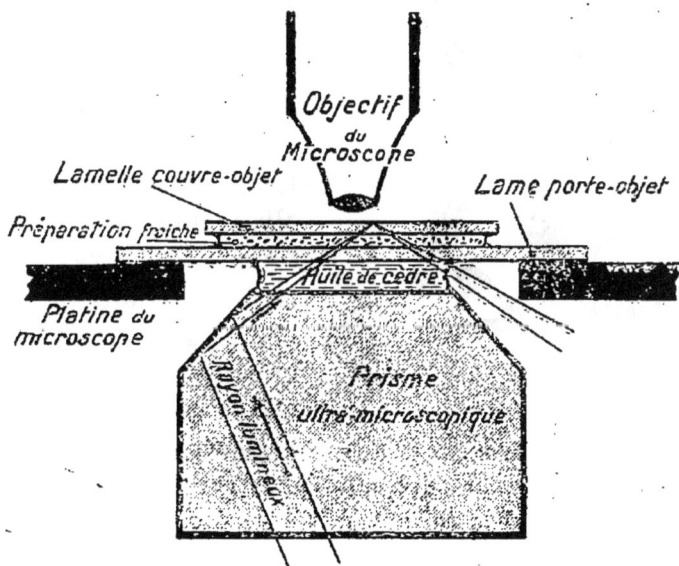

Fig. 10.

de l'exsudat du chancre, exsudat qui a été déposé, quelques instants avant, entre lame et lamelle. Sous la lame
on fait tomber une gouttelette d'huile de cèdre des-

tinée à réunir la face supérieure du prisme à la face inférieure de la lame porte-objet et à créer un milieu homogène qui permettra aux rayons lumineux de passer du prisme dans la préparation sans être réfractés. Au-dessus de la lamelle couvre-objet, on met également une gouttelette d'huile de cèdre, si on se sert de l'objectif à immersion.

Le pinceau lumineux, au lieu de pénétrer par l'objectif du microscope comme dans l'examen habituel d'une préparation microscopique, tombe sur le côté du prisme où il se réfléchit pour se diriger vers la face supérieure de ce prisme. Il continue son chemin à travers la couche d'huile de cèdre placée entre le prisme et la lame, traverse la lame elle-même, la préparation liquide où les rayons heurtent et éclairent violemment les corpuscules solides en suspension, puis, continuant leur direction très oblique, les rayons lumineux sortent sur le côté sans pénétrer dans l'objectif ou

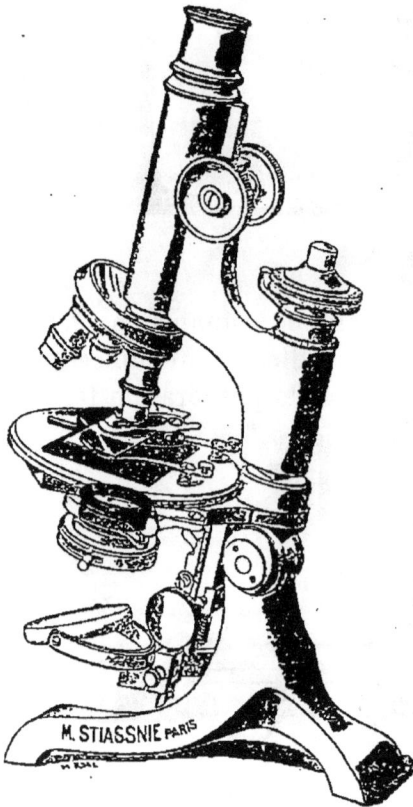

Fig. 11.

bien ils subissent la réfraction totale sur la face supérieure de la lamelle couvre-objet.

L'observateur perçoit donc dans le microscope tous ces corpuscules, très éclairés, qui se comportent comme autant de petites sources lumineuses, tandis que le liquide de la préparation ne s'éclaire pas et reste absolument noir. Les corpuscules illuminés étincellent sur le fond sombre et on peut, à l'aide de ce procédé, voir des éléments qu'il eût été impossible de distinguer dans une préparation éclairée par la méthode habituelle.

La maison Stiassnie a récemment créé un petit dispositif ultra-microscopique qui réunit le condensateur et l'appareil à éclairage latéral (fig. 11 et 12).

Le dispositif se place sur la platine du microscope où on

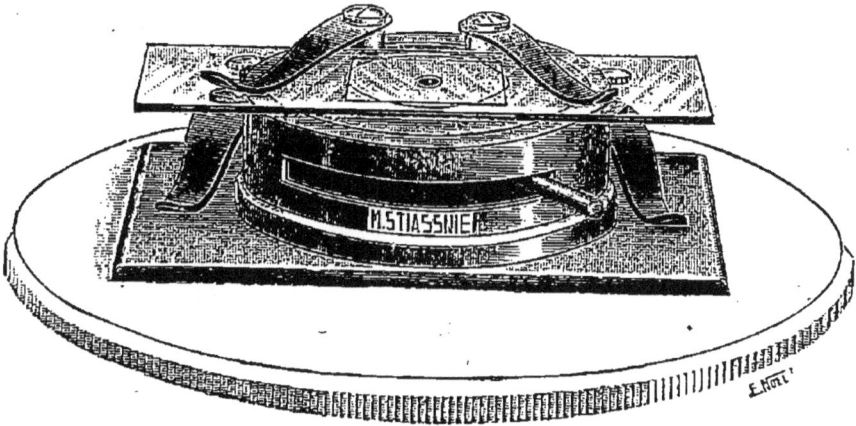

Fig. 12.

le fixe à l'aide des valets. L'éclairage peut être fourni par une simple lampe électrique à incandescence (lampe 1/2 watt de préférence) qu'on installe tout près du miroir du microscope.

Cet appareil se règle avec la plus grande facilité, alors que le dispositif composé d'une lampe Nernst, d'un condensateur et d'un appareil à fond noir distincts sont souvent difficiles à régler et demandent à être repérés ou, mieux, fixés à demeure sur un banc spécial.

Pour faire une recherche de tréponème à l'ultra-microscope, on recueille une petite quantité d'exsudat à la surface du chancre de la façon suivante : on scarifie légèrement le bord extensif du chancre, préalablement nettoyé avec du sérum artificiel ; on essuie avec de la gaze la rosée sanglante qui sourd par les scarifications jusqu'à ce qu'il ne sorte plus que de la sérosité pure. Si le suintement n'est

pas assez abondant, on peut l'augmenter par l'application
d'une petite ventouse de Bier. On recueille la sérosité
qui s'écoule avec une pipette et on en dépose une gouttelette pure ou additionnée de sérum artificiel sur une lame
qu'on recouvre d'une lamelle, en ayant soin d'éviter l'in-
clusion de bulles d'air (¹); puis on examine aussitôt. On peut
conserver la préparation quelques heures en lutant ses
bords à la paraffine.

La mise au point est rendue facile par les globules sanguins qui se rencontrent toujours en petit nombre dans la
préparation. Le tréponème se présente sous la forme d'un
mince filament spiralé, long d'environ 6 à 15 μ sur 1/4
de μ de large ; en moyenne il a 7 μ de long, c'est-à-dire
une longueur
égale au diamè-
tre du globule
rouge. Les tours
de spire, très
réguliers, sont
au nombre de
six à douze,
quelquefois
vingt. Le tré-

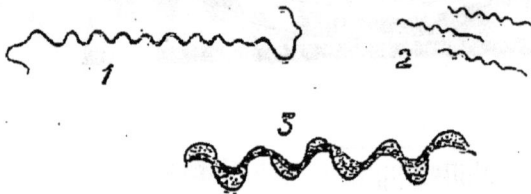

Fig. 13.

1. Tréponème ; 2. Sp. minutissimum ; 3. Sp.
refringens.

ponème est muni à chaque extrémité d'un long cil
flexueux impossible à distinguer à l'ultra-microscope.
Ce qui facilite le diagnostic du tréponème, ce sont ses
mouvements particuliers. Ceux-ci sont lents et réguliers ;
ils rappellent le mouvement d'une vrille ou d'un tire-
bouchon et s'accompagnent quelquefois de mouvements
de flexion.

Ces mouvements spéciaux permettent de différencier
facilement à l'ultra-microscope le tréponème des gros
spirilles irréguliers à mouvements rapides qui peuvent se
rencontrer à côté de lui et qui sont le spirochète refringens

(¹) Les bords des bulles d'air diffusent très violemment la lumière
et gênent considérablement l'examen.

et le spirochète de Vincent. Le spirille des dents cariées est plus difficile à différencier.

Le *spirochète refringens*, abondant dans le smegma préputial, dans les balanites, dans les ulcérations cutanées, est plus long et plus épais que le tréponème. Il n'a que cinq ou six tours de spire irréguliers et ses mouvements sont très rapides ; il traverse souvent la préparation microscopique sans qu'on ait le temps de le suivre.

Le *spirochète de Vincent* est gros ; il possède quatre ou cinq tours de spire allongés, ses mouvements sont rapides ; il est ordinairement associé au bacille fusiforme. Ces deux spirilles se colorent facilement.

Le *spirochète minutissimum ou dentium* existe en abondance dans les dents cariées. Très fin, il est difficile à distinguer du tréponème, car il présente comme lui des tours de spire très réguliers. Ces tours de spire sont moins nombreux que ceux du tréponème qui est plus long que le spirochète dentium. Ce dernier n'a guère que 4 à 10 µ de longueur.

Les autres spirilles sont plus rares et ne se rencontrent ordinairement pas dans les lésions dont on a besoin de confirmer le diagnostic par la recherche ultra-microscopique.

### 2º Recherche microscopique.

Lorsqu'on n'est pas outillé pour la recherche ultra microscopique du tréponème, on peut rechercher celui-ci sur frottis secs et colorés. Ce procédé est moins fidèle que le dernier, car le tréponème se colore difficilement et se trouve souvent déformé lorsqu'on l'étale sur la lame. Aussi l'examen du frottis sec coloré n'est-il qu'un pis-aller. Les deux méthodes qui m'ont paru le plus pratiques sont celles de Fontana-Tribondeau et la méthode à l'encre de Chine que je décrirai seules ici.

A. *Procédé de Fontana-Tribondeau.* — Après avoir étalé sur la lame un peu d'exsudat chancreux recueilli suivant la technique de Tribondeau ([1]), on sèche en agitant rapidement la préparation à l'air, puis on effectue les opérations techniques elles-mêmes, qui sont :

1º La déshémoglobinisation de la préparation, qui s'obtient en versant sur le frottis desséché quelques gouttes du liquide de Ruge.

| | |
|---|---|
| Acide acétique cristallisé............ .... | 1 c. c. |
| Formol à 40 pour 100................... | 2 c. c. |
| Eau distillée....................... | 100 c. c. |

On renouvelle plusieurs fois cette opération, destinée à bien décolorer le fond de la préparation ; on lave ensuite à l'alcool absolu ou à l'alcool à 95, en faisant couler l'alcool goutte à goutte sur la lame inclinée. Un bon lavage à l'alcool est nécessaire pour obtenir des tréponèmes bien colorés.

Pour compléter la fixation, on peut verser encore cinq à dix gouttes d'alcool sur la lame et y mettre le feu.

2º Le lavage, l'égouttage puis le mordançage par quelques gouttes de tanin à 5 p. 100. On chauffe jusqu'à émission de vapeurs, puis on laisse agir la solution trente secondes.

3º L'imprégnation par le nitrate d'argent ammoniacal à 5 p. 100 ([2]). On chauffe également la lame jusqu'à émission

---

([1]) « Bien nettoyer le chancre avec du coton hydrophile, puis, à l'aide d'une lancette, d'un vaccino-style ou d'un bistouri, faire, sur les bords du chancre, des scarifications parallèles entre elles, assez rapprochées, courtes, mais suffisammment profondes pour faire saigner. Le liquide séro-sanguinolent qui s'écoule est recueilli par raclage (pour exprimer les tissus) avec le bord d'une lamelle et étalé avec cette lamelle comme un frottis de sang. » Tribondeau, *Bull. Soc. franç. de Derm. et de Syph.*, et *Gaz. hebd. des Sc. méd.*, 1912.

([2]) *Préparation du nitrate d'argent ammoniacal de Fontana.* — Dissoudre à froid 1 gramme de nitrate d'argent cristallisé dans 20 grammes d'eau distillée. Réserver 3 centimètres cubes de la solution ; le reste est agité avec une baguette de verre pendant qu'on ajoute goutte à goutte de l'ammoniaque jusqu'à formation, puis disparition, d'un précipité sépia. On verse alors la solution réservée, jusqu'à formation d'un léger louche persistant après agitation. Ce réactif se conserve pendant des mois.

de vapeurs et on laisse agir la solution trente secondes.

4º Le lavage, après lequel la préparation est séchée. On peut conserver cette préparation telle quelle, ou la monter au baume du Canada.

Cette méthode est rapide et donne d'excellents résultats, car elle permet, grâce à la déshémoglobinisation, d'examiner des frottis épais. Les tréponèmes paraissent colorés en noir sur fond clair.

B. *Procédé de l'encre de Chine.* — On met côte à côte sur la lame une gouttelette de sérosité et une goutte d'encre de Chine spéciale très homogène (encre de Burri). On mélange avec une pipette, on étale sur la lame en couche mince, on laisse sécher et on examine de suite avec un objectif à sec ou un objectif à immersion. Un moyen très pratique de réussir toujours les étalements consiste à poser une feuille de papier à cigarettes sur la gouttelette d'encre mélangée au raclage de la lésion à examiner et à tirer de façon à étaler largement le mélange sur toute la longueur de la lame. Les spirochètes, non colorés, apparaissent blancs sur le fond noir formé par la couche d'encre de Chine, mais celle-ci peut, en séchant, se fendiller et les crevasses prêtent parfois à erreur.

### SÉRO-RÉACTION

Les modifications humorales de la syphilis peuvent être mises en lumière à l'aide d'une réaction dont la technique a été décrite par Wassermann, et qui est une application de la réaction de fixation de Bordet et Gengou.

La séro-réaction indique la présence dans le sang d'anticorps syphilitiques [1]. Négative au début de la période

[1] Cette opinion a été combattue. En effet, le fait que la séro-réaction peut se montrer positive si on remplace l'antigène de foie syphilitique par de l'antigène fabriqué avec des organes normaux (extrait de cœur d'homme, de bœuf, etc.) tend à prouver qu'il ne s'agit pas en réalité de la présence, dans le sang des syphilitiques, d'anticorps syphilitiques, mais de lipoïdes spéciaux. Quoi qu'il en soit, je conserve le terme d'anticorps pour faciliter la description de la séro-réaction.

primaire, elle devient positive quand le tréponème envahit la circulation générale, c'est-à-dire au moment où l'infection syphilitique, uniquement locale au début, devient une infection générale.

Le principe de la séro-réaction est basé sur des expériences que nous allons résumer d'une façon succincte. Nous discuterons ensuite la valeur de la réaction, puis nous en exposerons la technique et l'évolution.

Lorsque l'on injecte à un animal des corps étrangers quelconques, microorganismes, éléments figurés, etc., il se développe dans le sérum de cet animal des propriétés ou des substances encore mal connues, destinées à détruire ces corps étrangers et qu'on nomme d'une façon générale des *anticorps*, tandis que la substance qui provoque la formation des anticorps prend le nom d'*antigène*. Ainsi l'injection dans le péritoine d'un lapin de globules rouges de mouton rend le sérum de ce lapin apte à dissoudre les globules rouges de mouton : le sérum du lapin est devenu *hémolytique* pour les globules de mouton grâce à la naissance d'un anticorps spécial ; on dit qu'il est devenu *anti-mouton*, car il n'est apte à détruire absolument que les globules de mouton.

Cette propriété hémolytique est due à la formation d'une substance qu'on n'a pas encore pu isoler, mais qui paraît formée de deux éléments distincts, l'un non spécifique, c'est-à-dire qui existe dans tous les sérums normaux et qu'on nomme le *complément ou alexine*; il est détruit par le chauffage à 56° (¹) (on dit que c'est une substance thermolabile) ; l'autre est spécifique, c'est-à-dire qu'il ne se développe qu'en présence d'une même cause productrice ; on lui donne le nom de *sensibilisatrice* ou d'*ambocepteur*. Celle-ci n'est pas détruite par le chauffage à 56° ; on dit que c'est une substance thermostabile.

Pour qu'il y ait hémolyse, la réunion de ces deux subs-

---

(¹) On donne à cette opération le nom d'inactivation. Un sérum inactivé est un sérum privé de son complément par chauffage à 56°.

tances est nécessaire : elles vont se fixer ensemble sur les
globules rouges et les dissolvent. Si on détruit le complément par chauffage à 56°, la sensibilisatrice se fixe bien
sur les globules, mais n'arrive pas à les dissoudre, par
suite de l'absence de complément (fig. 14).

Si on ajoute du complément à cette sensibilisatrice, la
dissolution des globules rouges redevient possible. Et ce
complément, n'étant pas spécifique, existe dans le sérum
de tous les animaux. Additionnons donc le premier sérum,
qui a été privé de son complément par chauffage à 56°,
d'une certaine quantité de sérum d'un animal quelconque : la réaction se produira, les globules seront dis-

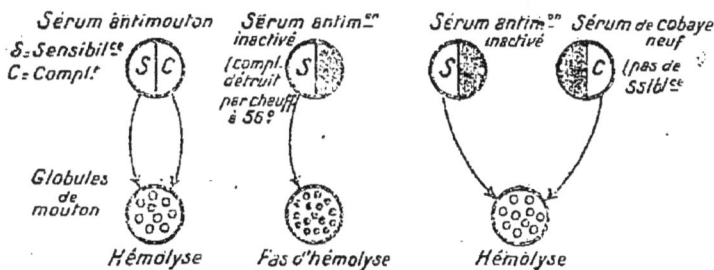

Fig. 14.          Fig. 15.

sous, car ce sérum d'animal neuf, s'il ne possède pas de
sensibilisatrice, possède du complément comme tous les
sérums (fig. 15).

De même, dans le sérum d'un individu syphilitique, un
anticorps spécial se développe sous l'influence du tréponème qui joue le rôle d'antigène lorsqu'il a envahi la
circulation. Si le sérum sans être inactivé est mis en présence d'un antigène (extrait de foie d'hérédo-syphilitique),
sensibilisatrice et complément iront se fixer sur l'antigène
(fig. 16).

Détruisons le complément par chauffage à 56° et mettons le sérum chauffé en présence d'un antigène (macération de foie hérédo-syphilitique). La sensibilisatrice, non
détruite par la chaleur, ira se fixer sur l'antigène. Si on
ajoute du sérum provenant d'un animal neuf, le complé-

ment de ce sérum ira également se fixer sur l'antigène
(fig. 17).

Dans ce dernier cas, la réaction, au lieu de se traduire
par un phénomène visible comme l'hémolyse des globules
de mouton, ne se traduit pas objectivement.

Supposons maintenant qu'on réalise ces deux expériences dans le même tube. La seconde sera mise en valeur
par la première, comme nous allons le voir.

Mettons en présence des quantités dosées de:

1º Sérum d'un individu X soupçonné de syphilis. Ce

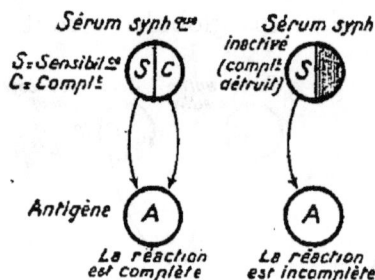

Fig. 16.

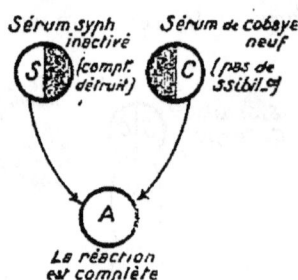

Fig. 17.

sérum X a été inactivé ; il est donc privé de complément,
mais il a conservé sa sensibilisatrice.

2º De l'antigène dosé (extrait de foie hérédo-syphilitique).
Si le sérum est syphilitique, sa sensibilisatrice ira se fixer
sur l'antigène.

3º Ajoutons du sérum de cobaye neuf, contenant du
complément comme tous les sérums.

Si le sérum douteux est syphilitique, le complément
fourni par le sérum de cobaye sera dévié et se fixera sur
l'antigène syphilitique, pour y rejoindre la sensibilisatrice
fournie par le sérum X inactivé.

Si, au contraire, le sérum X n'est pas syphilitique, le
complément fourni par le sérum de cobaye restera libre,
car il n'existera pas de sensibilisatrice pour l'attirer et le
fixer sur l'antigène.

4º Ajoutons du sérum de lapin anti-mouton inactivé,

qui, par conséquent, contient de la sensibilisatrice, mais
pas de complément.

5° Ajoutons des globules rouges de mouton.

La sensibilisatrice du sérum anti-mouton ira se fixer
sur les globules rouges de mouton. Si le complément,
fourni par le sérum de cobaye, a été capté par la sensibilisatrice du sérum humain pour se fixer sur l'antigène,
c'est-à-dire si le donneur du sérum humain est syphilitique, l'hémolyse des globules de mouton ne pourra pas
se faire, par suite de la déviation du complément. Donc,

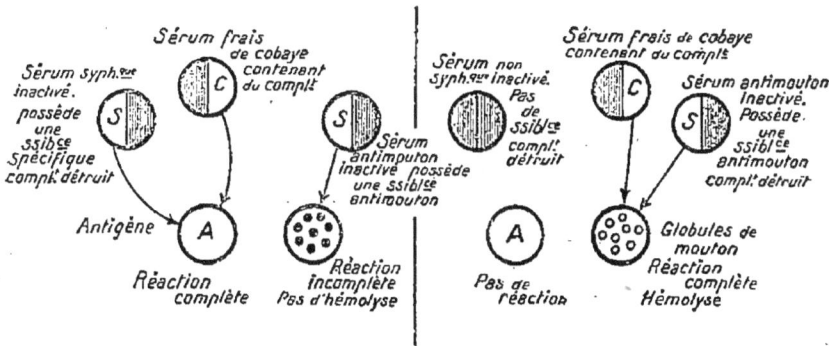

Fig. 18.          Fig. 19.

*si le sérum de l'individu est syphilitique, pas d'hémolyse.*

Si le sérum humain X n'est pas syphilitique, il ne contient
pas de sensibilisatrice et le complément fourni par le sérum
de cobaye, restant libre, ira se fixer sur les globules de
mouton pour rejoindre la sensibilisatrice du sérum anti-
mouton inactivé et l'hémolyse des globules se fera.
Donc, *si le sérum humain n'est pas syphilitique, il y a
hémolyse.*

Entre l'hémolyse totale et l'hémolyse nulle, il existe des
degrés dus à ce que le sérum d'un syphilitique plus ou
moins ancien contient plus ou moins d'anticorps. La
séro-réaction, par suite, peut se montrer fortement positive, faiblement positive ou négative.

### VALEUR DE LA SÉRO-RÉACTION

La valeur de la séro-réaction est encore très discutée. Les résultats très dissemblables obtenus par les différents observateurs qui se sont occupés de la question ont jeté quelque doute sur l'exactitude des renseignements que cette recherche peut fournir.

Nous allons donc passer en revue les divers inconvénients du procédé de Wassermann et discuter la valeur des reproches qu'on lui adresse.

1º Un grand nombre d'expérimentateurs ont déclaré, d'après les résultats de leurs statistiques, que la séro-réaction, recherchée chez des syphilitiques avérés, examinés au moment où la syphilis est le plus virulente, n'était pas constamment positive.

Les uns ont trouvé la séro-réaction positive dans 60 p. 100 des cas, d'autres dans 80 p. 100 des cas, mais presque personne n'admet que le pourcentage des cas positifs dans les syphilis les plus avérées atteint 100 p. 100.

2º L'épreuve de la séro-réaction, qui est négative dans certains cas de syphilis avérée, comme nous venons de le voir, est souvent positive dans certaines affections chroniques non syphilitiques (lèpre, scarlatine, ictères chroniques, etc...).

3º La séro-réaction, pratiquée avec des antigènes différents, donne souvent des résultats différents en face du sérum du même sujet.

D'autre part, avec le même antigène, les résultats diffèrent souvent quand les expérimentateurs sont différents.

Devant ces faits, certains spécialistes refusèrent toute importance à la séro-réaction.

4º Ce fut bien pis encore quand on sut que la séro-réaction pouvait être pratiquée en utilisant des antigènes non spécifiques, c'est-à-dire que l'antigène de foie hérédo-syphilitique pouvait être remplacé par des extraits de foie normal, de cœur de bœuf, de cobaye, d'homme normal ou même des antigènes chimiques fabriqués avec de la cholestérine, de la lécithine, etc.

5° L'infidélité de la séro-réaction au début de la syphilis et dans les syphilis anciennes était encore un argument contre cette méthode.

Qu'y a-t-il à retenir de ces critiques?

Examinons-les tour à tour :

1° Il est vrai que la séro-réaction peut se montrer négative chez des syphilitiques avérés. C'est malheureusement un fait courant dans toutes les recherches de laboratoire et il a toujours été admis qu'une recherche négative ne pouvait entraîner une certitude.

D'autre part, on est bien obligé de reconnaître que les statistiques qui ont été publiées l'ont été souvent par des expérimentateurs insuffisamment familiarisés avec la technique de cette recherche. A mesure qu'on s'adresse à des techniciens plus expérimentés, on voit croître la proportion des réactions positives dans les syphilis avérées et certains sérologistes admettent actuellement que la proportion atteint 100 p. 100.

Il est vrai que cette nécessité où l'on se trouve de s'adresser à une expérimentateur très compétent, on [pourrait même dire complètement spécialisé, est un des gros reproches que l'on peut faire à cette méthode, et c'est pourquoi je considère la séro-réaction comme un pis-aller, destiné à céder un jour le pas à une méthode plus pratique.

2° Au début de l'étude de la séro-réaction, on a affirmé que cette recherche était habituellement positive dans certaines affections non syphilitiques telles que la lèpre, la scarlatine, l'ictère chronique, au cours des accès de paludisme.

Ces affirmations, basées sur un très petit nombre d'observations, ont été indéfiniment reproduites sans contrôle suffisant. Récemment, de nouvelles recherches ont montré que, dans certains cas, cette opinion était erronée et il est probable que, dans les cas incriminés, la séro-réaction était due à une syphilis antérieure. En tout cas, il ne s'agit que d'exceptions dont il est facile de tenir compte.

3º Il est avéré que des antigènes différents donnent des résultats plus ou moins précis. Le fait tient à leur activité différente, qui relève de différentes conditions, en particulier de la richesse en tréponèmes des organes employés pour la préparation de l'antigène. Aussi est-ce une bonne précaution que de faire un mélange de plusieurs antigènes pour obtenir de bons résultats dans les recherches sérologiques.

La valeur de l'opérateur a, comme je l'ai dit, une grande importance pour l'appréciation des résultats et il est à souhaiter qu'une recherche plus simple et où le coefficient personnel aura moins d'importance, vienne se substituer à la séro-réaction.

4º Les antigènes normaux et les antigènes chimiques donnent des résultats moins exacts que les antigènes spécifiques et j'y ai renoncé complètement pour cette raison, avec un certain nombre de syphiligraphes qui les considèrent comme inférieurs aux antigènes spécifiques, comme ils dénient aux réactions de Wassermann simplifiées la même valeur qu'à la réaction type.

5º L'infidélité de la séro-réaction au cours de la syphilis ancienne est un fait exact, car c'est malheureusement une réaction biologique d'une sensibilité insuffisante pour donner un résultat positif dans les cas où les modifications humorales sont déjà atténuées par le temps.

Au début de l'affection, la séro-réaction reste négative tant que le tréponème n'est pas passé dans la circulation générale. Le fait est dû à ce que les anticorps n'ont pas encore pris naissance dans le sérum.

On a cherché à remplacer la séro-réaction par d'autres épreuves (cuti-réaction), mais celles-ci se sont montrées plus infidèles encore.

Puisque nous avons passé en revue les inconvénients de la séro-réaction, examinons maintenant ses avantages.

1º La séro-réaction met en lumière un changement

important survenant chez l'individu atteint de syphilis, une modification humorale qui se montre toujours à peu près à la même époque (quinze à vingt-cinq jours après l'apparition du chancre).

Ce changement correspond à un fait très précis et gros de conséquences : c'est que l'accident primitif, traité avant l'apparition d'une séro-réaction positive, n'est pas suivi d'accidents ultérieurs si la séro-réaction reste négative, parce que le tréponème est détruit sur place sans avoir eu le temps de gagner la circulation générale.

2° La séro-réaction devient positive à la fin de la période primaire et reste positive pendant la période secondaire dans la presque totalité des cas. Elle est donc, *pendant ce temps*, un élément diagnostique important.

3° La séro-réaction, exécutée avec le même antigène et par le même opérateur, s'atténue régulièrement sous l'influence du traitement jusqu'à devenir négative.

Ce changement est postérieur à la disparition des accidents. La séro-réaction constitue par conséquent un symptôme qui persiste encore une fois les signes cliniques disparus. Dans certains cas de syphilis irréductible, comme les cas de paralysie générale, la séro-réaction est irréductiblement positive. Ce symptôme prolonge donc les symptômes cliniques comme les rayons ultra-violets prolongent le spectre.

Si l'on admet qu'il est prudent de ne pas tenir un compte absolu d'une séro-réaction négative, il est inadmissible qu'on ne tienne pas compte d'une séro-réaction positive qui montre qu'il existe encore chez le malade quelque chose d'anormal.

Ceux qui se déclarent partisans du traitement mercuriel complémentaire du traitement arsenical parce qu'ils trouvent que ce dernier est insuffisant, ne devraient pas abandonner l'arsenic avant qu'il ait produit tous ses résultats, c'est-à-dire avant qu'il ait ramené la séro-réaction à la négative. Il est donc absolument illogique qu'ils ne cherchent pas, avant d'entreprendre un traitement mercuriel d'activité indéterminée, à faire disparaître par un traitement arsenical poussé à fond tous les symptômes cliniques et humoraux de la syphilis, puisque ces composés peuvent faire disparaître ces derniers et que le mercure ne le peut pas.

En résumé, la séro-réaction a l'inconvénient d'être une recherche compliquée, nécessitant une technique parfaite et un opérateur habile.

Elle est un élément de diagnostic parfois infidèle, mais souvent très précieux et qui constitue une preuve accessoire venant étayer le diagnostic dans certains cas douteux.

Elle est un guide extrêmement utile, au moment où les signes cliniques manquent et, chez les malades traités, sa réapparition paraît précéder ordinairement celle des accidents. C'est le seul élément qui puisse guider le médecin dans l'application du traitement, une fois le blanchiment des accidents obtenu.

Il est donc rationnel, en l'absence de signes cliniques, de se guider sur cette recherche pour diriger le traitement et de l'utiliser pour dépister une menace de récidive.

Il est indispensable, en tout cas, puisque ce résultat est possible grâce à l'emploi des arsenicaux, de ramener la séro-réaction à la négative dans le sang et dans le liquide céphalo-rachidien avant de suspendre une médication qui, seule, permet d'agir méthodiquement sur cette réaction. Si on admet l'utilité d'un traitement mercuriel complémentaire, celui-ci ne doit être entrepris, j'insiste volontairement sur ce point, qu'une fois le résultat sérologique obtenu par le traitement arsenical.

### ÉVOLUTION DE LA SÉRO-RÉACTION

La séro-réaction reste négative au début de la période primaire, tant que les tréponèmes sont localisés dans le chancre et dans l'adénopathie satellite. Les quelques microorganismes qui, dès les premiers jours, peuvent filtrer et se disséminer dans l'économie sont trop peu nombreux pour influer sur la séro-réaction. Ils sont aussi trop peu nombreux pour résister au traitement et seront facilement détruits par les premières injections, si on intervient avant la dissémination brutale des tréponèmes dans l'économie.

Cette dissémination paraît se faire ordinairement entre le quinzième et le vingt-cinquième jour de l'évolution du chancre. C'est à ce moment que la séro-réaction devient positive. D'abord faiblement positive, elle devient en quelques jours de plus en plus nette et on voit souvent, quand on traite un syphilitique primaire, une réaction faiblement positive le jour de la première injection devenir fortement positive le jour de la dernière injection de la première série.

Cette date d'apparition de la séro-réaction positive, basée sur des épreuves sérologiques faites en série chez des syphilitiques primaires, est confirmée par les données de la clinique. Nous savons qu'un malade peut s'inoculer lui-même avec l'exsudat de son chancre, tant que le tréponème n'a pas envahi la totalité de l'organisme en conférant l'immunité. On peut ainsi voir, chez un même malade, apparaître un second chancre à la suite de l'inoculation accidentelle du virus du premier chancre (chancres successifs). Le second accident primitif apparaît après une incubation normale, soit environ vingt et un jours après le premier. C'est donc la preuve qu'au bout de ce temps l'immunité n'est pas encore conférée par la généralisation du tréponème à toute l'économie.

La séro-réaction devient de plus en plus positive jusqu'à la fin de la période primaire. C'est au moment de l'apparition de l'exanthème secondaire qu'elle est le plus fortement positive. Elle est même presque toujours hyperpositive à ce moment et le sérum donne encore un résultat complètement positif après avoir été dilué 20, 40, 100 fois et quelquefois davantage.

Peu à peu, la séro-réaction s'atténue, en même temps que les accidents s'espacent. Dans les cas où la syphilis est abandonnée à elle-même, la séro-réaction peut être très faiblement positive au bout de deux ou trois ans ; elle peut être dissociée, c'est-à-dire que la réaction de Wassermann peut devenir négative tandis que la séro-réaction exécutée suivant le procédé de Hecht, celui de Desmoulières ou un autre, restera positive (Leredde et Rubinstein).

Chez les syphilitiques tertiaires, la séro-réaction est négative dans 50 p. 100 des cas, même lorsqu'il existe des accidents en activité.

La séro-réaction est donc encore trop peu précise pour qu'on puisse baser sur elle un diagnostic ferme quand elle est négative. Elle n'a de valeur réelle comme élément de diagnostic que si elle est positive.

Au bout d'un temps plus ou moins long, la séro-réaction peut devenir négative dans le sang et rester positive dans certains organes, comme les centres nerveux. Ce fait est courant dans le tabes, aussi l'examen du liquide céphalo-rachidien est-il un élément important dans le diagnostic d'une syphilis latente.

Parfois la séro-réaction peut rester hyperpositive dans le sang comme dans les centres nerveux ; c'est la règle dans la paralysie générale.

## MODIFICATION DE LA SÉRO-RÉACTION SOUS L'INFLUENCE DU TRAITEMENT

Sous l'influence du traitement arsenical ([1]), une séro-réaction positive devient peu à peu négative. Ce résultat ne se produit pas immédiatement après la série d'injections, mais ne fait son apparition que lorsque la médication a eu le temps d'agir sur le microorganisme. Les

([1]) On a signalé qu'à la suite des injections mercurielles, en particulier des injections intraveineuses de cyanure de mercure, la séro-réaction devenait souvent négative, mais qu'elle redevenait toujours très rapidement positive après la suspension du médicament.

mōdifications sérologiques déterminées par le traitement s'affirment quinze à vingt jours après l'intervention du médicament. La conséquence pratique à tirer de ce fait, c'est que pour connaître le résultat d'une série d'injections, il faut attendre trois semaines environ avant de faire l'épreuve de la séro-réaction.

L'apparition d'une séro-réaction complètement négative peut n'être que passagère. Il semble que le tréponème n'ait été détruit par le traitement arsenical que dans le

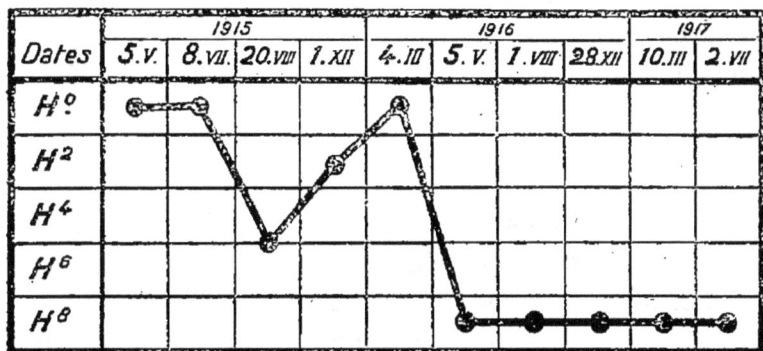

| Dates | 1915 | | | | 1916 | | | | 1917 | |
|---|---|---|---|---|---|---|---|---|---|---|
| | 5.V. | 8.VII. | 20.VIII | 1.XII | 4.III | 5.V. | 1.VIII | 28.XII | 10.III | 2.VII |
| H⁰ | | | | | | | | | | |
| H² | | | | | | | | | | |
| H⁴ | | | | | | | | | | |
| H⁶ | | | | | | | | | | |
| H⁸ | | | | | | | | | | |

Fig. 20.

sang et que les microorganismes localisés dans les organes moins facilement accessibles au médicament n'aient pas été touchés par lui. La suspension trop prolongée de la médication permet, suivant toute vraisemblance, à ces microorganismes de repulluler et d'envahir de nouveau la circulation ; en conséquence, il faut prolonger quelque peu le traitement arsenical après avoir obtenu un résultat sérologique négatif pour donner à celui-ci la fixité désirable.

La séro-réaction paraît demeurer définitivement négative quand elle est restée complètement négative pendant une année malgré la suspension de tout traitement. Certains observateurs pensent même qu'une observation moins longue est suffisante et, d'après Vernes, une séro-réaction qui serait restée négative pendant huit mois resterait définitivement négative.

Cependant, comme je l'ai dit plus haut, des séro-réactions devenues complètement et définitivement négatives
dans le sang peuvent s'accompagner de l'existence d'une
séro-réaction plus ou moins fortement positive dans le
liquide céphalo-rachidien, aussi l'examen du liquide céphalo-
rachidien est-il indispensable pour pouvoir affirmer qu'une
syphilis est objectivement guérie.

Pour apprécier plus facilement les modifications que
subit la séro-réaction sous l'influence du traitement, le
moyen qui donne la meilleure vue d'ensemble est d'établir
une courbe où les différents degrés de l'hémolyse sont
gradués de 0 à 8 (voy. p. 158) suivant le modèle ci-dessus.

### RÉACTIVATION

Quand une syphilis plus ou moins ancienne s'accompagne de séro-réaction négative, on peut quelquefois
déterminer la réapparition d'une séro-réaction positive par
l'injection d'une dose d'un composé arsenical (Gennerich,
Milian). C'est ce qu'on désigne sous le nom de *réactivation
de la séro-réaction*. Deux injections de 0 gr. 30 et de 0 gr. 45
de Novarsénobenzol suffisent pour produire ce changement.
Une série d'injections ou de frictions mercurielles donne
souvent le même résultat. Chez les hérédo-syphilitiques
présentant seulement des lésions dystrophiques, la séro-
réaction, qui est ordinairement négative, peut redevenir
positive après quelques frictions. Le professeur Hutinel
emploie fréquemment ce procédé de réactivation dans la
recherche de l'hérédo-syphilis. Il semble que, dans certains
cas, la séro-réaction ait été masquée par suite de la disparition ou de l'atténuation des anticorps syphilitiques et que,
sous l'influence des injections ou des frictions, ces anticorps se multiplient suffisamment pour redevenir percep-
tibles.

Cette épreuve de la réactivation est nécessaire pour qu'on
puisse affirmer que la séro-réaction est devenue définitivement négative dans le sang. On y aura recours pour savoir

s'il est nécessaire de faire suivre un traitement à un syphilitique ancien, si une première épreuve sérologique a donné un résultat négatif. On y aura recours également comme dernière épreuve, quand la séro-réaction sera devenue progressivement et définitivement négative sous l'influence du traitement. Il faudra, bien entendu, laisser à la médication destinée à éprouver la fixité de la séro-réaction le temps nécessaire pour produire son effet, c'est-à-dire que la séro-réaction ne sera réexaminée que vingt jours environ après les injections d'épreuve.

### I. — TECHNIQUE DE LA SÉRO-RÉACTION DE WASSERMANN TYPE

Les principes généraux de la séro-réaction, ci-dessus exposés, ne peuvent être pour le biologiste un guide pratique. Ce sont les opérations journalières que nous allons maintenant décrire.

Pour réaliser la séro-réaction, il est nécessaire d'avoir à sa disposition un matériel de laboratoire approprié, ainsi qu'un certain nombre de produits spéciaux. Parmi ces produits, les uns sont préparés d'avance et peuvent être conservés au laboratoire ; les autres sont préparés extemporanément le jour même de l'injection. Nous les étudierons l'un après l'autre et nous verrons combien la description des principes directeurs de la méthode et la connaissance exacte des produits à employer éclairent la séro-réaction.

### Matériel de laboratoire.

A. **Etuves.** — Deux étuves sont absolument nécessaires pour la pratique de la séro-réaction. L'une, assez vaste, de 0 m. 80 de côté, doit être réglée à 37°. La deuxième est une étuve du type dit *bain-marie*. Elle doit être réglée à 56°. Elle est destinée à l'inactivation des sérums à examiner, tandis que la première est simplement la chambre à température constante où les diverses phases de la séro-réaction se réalisent, comme elles se réaliseraient dans un organisme vivant ([1]).

En principe, les deux étuves doivent être réglées plusieurs heures avant le commencement des opérations. Le manipulateur ne disposant en général que d'un auxiliaire, il ne faut pas que celui-ci soit distrait de son travail par le réglage des étuves au moment des opérations. Le chauffage des étuves au gaz est le plus pratique, mais le pétrole peut suffire, si les lampes sont entretenues soigneusement et les cheminées souvent nettoyées.

B. **Pipettes de Levaditi.** — Un certain nombre de pipettes, dites pipettes de Lavaditi, quatre environ, doivent être préparées. Ce sont des pipettes de verre, dosées à 1 et 2 centimètres cubes ; elles sont divisées en dixièmes de centimètre cube. Elles servent à distribuer dans les tubes les différents liquides employés pour la séro-réaction. Ces liquides doivent être dosés très exactement, conformément aux indications des tableaux qu'on trouvera plus loin. Le nettoyage et la stérilisation des pipettes, comme du reste de toute la verrerie employée, doivent être absolument parfaits.

C. **Verres et éprouvettes.** — Quelques verres coniques et quelques éprouvettes sont indispensables. Les éprouvettes auront une contenance de 20, 30, 150, 200 centimètres cubes. Ce sont les récipients indispensables aux solutions d'antigène, d'alexine et de globules de mouton. Les pipettes doivent être immédiatement lavées à l'eau physiologique, chaque fois qu'elles ont servi, de façon qu'il n'y ait aucun mélange, même à dose très minime, entre les divers produits employés.

([1]) La modification de la séro-réaction réalisée par Jacobstahl consiste à laisser s'effectuer les phases successives de la réaction dans un milieu très refroidi. Cette technique spéciale modifie quelque peu les résultats de la séro-réaction et permet parfois un contrôle intéressant.

**D. Tubes à réaction.** — Les tubes à séro-réaction sont de modèles variés. Ceux que nous préférons sont des tubes d'une contenance de 4 centimètres cubes. Ils ont 6 à 8 centimètres de hauteur ; leur extrémité supérieure est évasée en entonnoir et permet de les maintenir suspendus sur des porte-tubes un peu plus élevés que les porte-tubes ordinaires, ce qui facilite la lecture des résultats.

La séro-réaction nécessite l'emploi de quatre tubes, sans compter les tubes témoins qui sont au nombre de

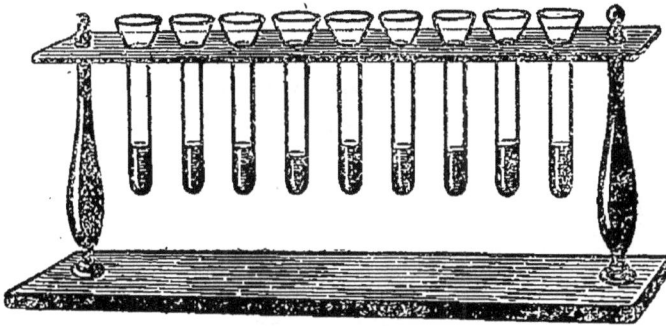

Fig. 21.

cinq, mais ces derniers peuvent servir pour toute la série des séro-réactions exécutées simultanément.

Un laboratoire d'activité moyenne doit posséder environ deux cents tubes et des porte-tubes en nombre correspondant.

Ces divers objets sont ceux qui sont immédiatement utiles à l'exécution de la séro-réaction. Le sérologiste devra encore disposer d'une centrifugeuse grand modèle, très solide, fonctionnant à la main ou à l'électricité, de seringues diverses, d'un four Pasteur destiné à la stérilisation de la verrerie. Il devra avoir à sa disposition des animaux de laboratoire ; en un mot, il faut, pour pratiquer couramment la séro-réaction, un laboratoire bien outillé. Ajoutons que les manipulations ne s'ap-

prennent pas en une matinée, mais qu'il faut au sérologiste une instruction technique complète et une assez
longue pratique.

Le chef du laboratoire doit être aidé par un auxiliaire
intelligent, stable dans ses fonctions.

### Préparatifs éloignés de la séro-réaction.

**A. Sérum physiologique.** — Le sérum physiologique
peut être préparé longtemps à l'avance si on le désire.
C'est une solution de chlorure de sodium à 9 p. 1 000.
Elle doit être stérilisée. On la conserve en flacons.

**B. Antigène.** — Le meilleur antigène est assurément
l'extrait de foie d'hérédo-syphilitique. On a pu employer
des extraits de foie normal, voire même des extraits de
cœur humain ou de cœur de l'œuf. On a préparé aussi
des antigènes cholestérinés (Desmoulières). Pour diverses
raisons théoriques et pratiques, nous donnons la préférence, et cela d'une façon absolue, à l'extrait de foie
d'hérédo-syphilitique. Les extraits de foie hérédo-syphilitique cholestérinés sont pourtant excellents ; le principal
reproche qu'on peut leur adresser est d'augmenter le
pourcentage des résultats positifs en donnant parfois des
résultats positifs chez des individus non syphilitiques.

Actuellement, la plupart des laboratoires achètent dans
le commerce des antigènes tout préparés. Ceux-ci sont
livrés à des prix très élevés, et doivent toujours être véri-
fiés, c'est-à-dire qu'on doit les doser avant de les employer. L'étiquette du flacon indique toujours le taux de
la dilution qui doit être faite avant l'emploi. Cependant
le chef de laboratoire doit toujours vérifier au moins une
fois ce titrage.

La conservation de ces antigènes, qui sont toujours des
extraits alcooliques, est, pour ainsi dire, indéfinie, et il
serait en tout cas exagéré de recommencer chaque fois
cette vérification.

1º *Préparation de l'antigène.* — Malgré les commodités commerciales, il faut savoir, le cas échéant, préparer un antigène.

Un foie d'hérédo-syphilitique, débarrassé de sa bile par lavage, est coupé en morceaux aussi minces que possible. On aura, au préalable, vérifié sa richesse en tréponèmes ; plus ceux-ci seront nombreux, plus on aura de chances d'obtenir un bon antigène (¹).

Les fragments de foie sont alors mis sous la machine pneumatique ; une certaine quantité d'acide sulfurique est en même temps placée sous la cloche de la machine pour absorber l'humidité du foie. On arrive ainsi à le dessécher complètement. On le pile ensuite au mortier, de façon à le réduire en une véritable poudre que l'on fait macérer dans l'alcool à 95. Cinq grammes de poudre de foie sont mis dans 100 grammes d'alcool. Cette macération dure sept jours ; on recueille ensuite l'alcool par décantation et c'est cet alcool ou plutôt cet extrait alcoolique qui constitue l'antigène (²).

Cet extrait alcoolique ne s'emploie pas pur, mais dilué ; la dilution doit être en général assez étendue. 100 grammes d'extrait alcoolique sont étendus de 1 500 grammes d'alcool à 95º.

2º *Conservation de l'antigène.* — L'antigène ainsi préparé est mis en ampoules ou en petits flacons. La conservation en est presque indéfinie. La dilution nécessaire par addition de sérum artificiel ne se fait qu'au moment de l'emploi.

3º *Vérification de la valeur de l'antigène.* — Vérification de l'antigène est un terme plus exact que dosage. Il s'agit

---

(¹) On augmente également les chances d'avoir un bon antigène en mélangeant divers extraits de foies d'hérédo-syphilitiques.

(²) Au début, on se servait d'extraits aqueux ; ils sont aujourd'hui complètement abandonnés, à cause de la difficulté qu'on a à les conserver.

de savoir comment tel ou tel antigène se comporte vis-à-vis d'un complément. Il arrive en effet très souvent qu'un antigène possède à un certain degré la faculté de dévier le complément et par suite d'empêcher le système hémolytique de fonctionner. Il faut donc connaître quelle quantité maxima d'antigène on peut employer sans provoquer cette déviation. Ce premier dosage est le plus important.

Il faut ensuite savoir si cet antigène est capable de se combiner avec les anticorps du sérum d'un syphilitique et si cette union est capable de dévier le complément, c'est-à-dire d'empêcher le système hémolytique de fonctionner. On doit donc vérifier l'antigène par rapport à un sérum qui a été antérieurement reconnu syphilitique. La contre-épreuve est faite avec un sérum qu'on a toute raison de croire sain et qui a été récemment vérifié par un autre laboratoire, ou en tout cas avec un autre antigène.

Un dernier contrôle est nécessaire, c'est de savoir si l'antigène est capable à lui seul de produire l'hémolyse.

Le tableau nº 1 résume l'explication ci-dessus et indique de façon claire comment on vérifie l'antigène par rapport à un complément et comment on constate si cet antigène n'a pas par lui-même des propriétés hémolytiques.

Le tableau nº 1 montre que des doses d'antigène de 0 c. c. 1, 0 c. c. 2, 0 c. c. 3 n'empêchent pas l'hémolyse; on peut donc les employer sans crainte. La dose supérieure 0 c. c. 4 empêche au contraire l'hémolyse, il ne faut donc pas dépasser la dose précédente, de peur d'empêcher le système hémolytique de fonctionner, le complément n'étant plus libre.

Les tubes 7 et 8 montrent que, sans complément, le système hémolytique ne peut pas fonctionner, que par conséquent, l'antigène ne possède pas à lui tout seul de pouvoir hémolytique pour les globules de mouton.

C. **Ambocepteur hémolytique. Sérum de lapin anti-mouton.** — Le sérum hémolytique peut être acheté

Tableau Nº 1.                    Vérification de l'antigène.

| TUBES | EAU PHYSIOLOG. | COMPLÉMENT DE COBAYE | ANTIGÈNE | | GLOBULES DE MOUTON SENSIBILISÉS | | LECTURE |
|---|---|---|---|---|---|---|---|
| 1 | 2cmc | 0,1 | 0,1 | | 1cmc | | Hémolyse. |
| 2 | 2cmc | 0,1 | 0,2 | | 1cmc | | Hémolyse. |
| 3 | 2cmc | 0,1 | 0,3 | 1 heure d'étuve à 37°. | 1cmc | 1/2 heure d'étuve à 37°. | Hémolyse. |
| 4 | 2cmc | 0,1 | 0,4 | | 1cmc | | Pas d'hémolyse. |
| 5 | 2cmc | 0,1 | 0,5 | | 1cmc | | Pas d'hémolyse. |
| 6 | 2cmc | 0,1 | 0,6 | | 1cmc | | Pas d'hémolyse. |
| 7 | 2cmc | 0 | 0,3 | | 1cmc | | Pas d'hémolyse. |
| 8 | 2cmc | 0 | 0,4 | | 1cmc | | Pas d'hémolyse. |

dans le commerce. Il est cependant assez simple de le
préparer soi-même dans un laboratoire bien outillé. Il
suffit pour cela de posséder des lapins et un mouton.

Pour préparer le lapin, on recueille dans un flacon à
perles de verre 10 centimètres cubes de sang de mouton,
d'une façon absolument aseptique. Pour cette opération,
le mieux est de disposer le mouton dans une position
déclive en le pendant par les pattes de derrière. On cathétérise alors une veine de l'oreille ou une veine du pli du
membre antérieur avec nne aiguille de calibre moyen. On
peut même se contenter de fendre l'oreille du mouton
d'un coup de ciseaux. Le sang est recueilli dans un flacon
stérile contenant les perles de verre, puis on le défibrine
par une vive agitation, prolongée pendant cinq minutes
environ. Ce sang défibriné est ensuite lavé à plusieurs
reprises à la centrifugeuse avec du sérum artificiel, de
façon à débarrasser les globules de tout leur sérum, qui
est la substance toxique; puis, avec une seringue stérile,
on injecte au lapin les globules, dilués dans un volume
de sérum artificiel égal au volume de sérum sanguin.
Cette injection est faite soit dans le péritoine du lapin,
soit plus simplement sous la peau de la cuisse.

Les injections doivent être répétées tous les huit jours
et quatre injections sont en général nécessaires pour que
le sérum d'un lapin devienne anti-mouton, c'est-à-dire
hémolytique pour les globules du mouton.

1° *Prélèvement du sérum de lapin et conservation.* —
Quand on suppose que le sérum du lapin est devenu
hémolytique, on vérifie cette propriété. Pour cela, on prélève une petite quantité de sang dans la veine marginale de
l'oreille du lapin ([1]). Si on reconnaît, en suivant la technique
que nous indiquerons plus loin, que le sérum de ce lapin
est devenu suffisamment hémolytique, il faut alors recueillir
tout le sérum du lapin et le conserver.

([1]) Il est facile d'augmenter la congestion de l'oreille en frictionnant
avec un tampon légèrement imbibé de xylol.

Titrage du sérum hémolytique.

| TUBES | SÉRUM DE COBAYE | SÉRUM PHYSIOL. | SÉRUM DE LAPIN INACTIVÉ | GLOBULES DE MOUTON | | LECTURE |
|---|---|---|---|---|---|---|
| 1 | 0,1 | 0,8 | 0,1 à 1/20 | 1cmc | | Hémolyse. |
| 2 | 0,1 | 0,8 | 0,1 à 1/30 | 1cmc | 1/2 heure d'étuve à 37°. | Hémolyse. |
| 3 | 0,1 | 0,8 | 0,1 à 1/40 | 1cmc | | Hémolyse. |
| 4 | 0,1 | 0,8 | 0,1 à 1/60 | 1cmc | | Hémolyse légère. |
| 5 | 0,1 | 0,8 | 0,1 à 1/100 | 1cmc | | Pas d'hémolyse. |
| 6 | 0,1 | 0,8 | 0,1 à 1/120 | 1cmc | | Pas d'hémolyse. |

Pour prélever le sérum, on saigne le lapin de la façon suivante : après lui avoir asséné sur la tête un coup sec, on lui tranche la gorge avec un bistouri. Le sang qui coule est recueilli dans un récipient *stérilisé et très sec.*

Avec une baguette de verre, on agite vivement ce sang pour le défibriner et, quand cette opération est terminée, on centrifuge le sang du lapin. Après centrifugation, on prélève avec une pipette le sérum qui surnage et on le conserve dans un petit flacon stérile ou mieux dans des ampoules.

2° *Titrage du sérum.* — Un bon ambocepteur hémolytique doit conserver son pouvoir hémolytique après avoir été assez fortement dilué. C'est dans la mesure de cette dilution que consiste le titrage. Une dilution à 1/30 au minimum doit être encore capable d'hémolyser les globules de mouton à 5 p. 100.

Le tableau n° 2 résume la série des opérations :

Le sérum du lapin a été préalablement inactivé par chauffage à 56° pendant une demi-heure, et, comme le système hémolytique ne peut pas fonctionner sans complément, on ajoute un peu de complément frais de cobaye pour le titrage.

Dans le tableau précédent, l'hémolyse se produit à la dilution de 1/60. Pour être sûr de rester dans les limites du bon fonctionnement, on emploiera le sérum dilué dans la proportion de 50 parties d'eau physiologique pour 1 partie de sérum.

3° *Conservation du sérum hémolytique.* — Le sérum hémolytique conserve, en général, ses propriétés pendant plusieurs mois. Toutes les ampoules sont chauffées à 56° pendant une demi-heure pour être inactivées. Cette opéra-sion terminée, le mieux est de conserver ces ampoules à la glacière. Malgré cette précaution, l'ambocepteur perd quelquefois assez vite ses propriétés hémolytiques, et il est bon de faire un titrage au moins chaque semaine. De cette façon, on est sûr d'éviter des erreurs qui vicient toute une série de séro-réactions.

## Préparatifs immédiats de la séro-réaction.

**A. Sérum des malades.** — Le sang à examiner a été recueilli la veille par ponction veineuse. La technique de cette ponction est la même que celle des injections intra-veineuses et a été exposée plus haut. On doit choisir une aiguille d'assez gros calibre, qui permet un écoulement rapide du sang. Celui-ci est recueilli directement dans un tube à essai et on en prélève ainsi 15 à 20 centimètres cubes.

La principale précaution à observer est de n'employer que des tubes absolument secs, afin que le sang ne s'hémo-lyse pas.

On laisse le coagulum se faire spontanément, et, au bout de cinq à six heures, le sérum clair, limpide, sur-nage au-dessus du caillot. Si on est obligé d'expédier au loin le sérum à examiner, le mieux est d'envoyer le sérum seul, car le caillot se briserait sous les chocs et teinterait d'hémoglobine le sérum, ce qui le rendrait inutilisable.

Le sérum, cependant, doit être autant que possible uti-lisé dans les vingt-quatre heures qui suivent son prélè-vement.

Il est inutile de parler des autres procédés employés pour recueillir le sang ; la ventouse scarifiée n'a d'indica-tions que chez les tout jeunes enfants ; à notre époque, tous les médecins doivent être familiarisés avec la ponc-tion veineuse.

*Inactivation du sérum.* — Les sérums qui surnagent sont prélevés avec une pipette et placés dans de petits tubes. Ces tubes sont mis à l'étuve bain-marie pendant une demi-heure à 56°. Cette séance de chauffe a pour but de détruire le complément thermolabile des sérums à examiner. Les sérums sont dits inactivés.

*Disposition des tubes pour la séro-réaction.* — On dispose les tubes sur un porte-tubes. Quatre tubes sont nécessaires pour chaque réaction. La dernière réaction est suivie de l'examen des cinq tubes témoins qui contrôlent toute la série. Il est inutile de vérifier l'antigène et le complément pour chaque réaction, puisque les mêmes produits sont employés pour toutes les réactions. Le quatrième tube est, au contraire, un contrôle nécessaire, puisqu'il vérifie chaque sérum. Il montre si ce sérum ne possède pas par lui-même des propriétés qui empêchent l'hémolyse de se produire, même en l'absence d'antigène.

Il faut numéroter les tubes des réactions, c'est le meilleur moyen de se retrouver dans la distribution des divers produits que l'on doit verser dans les tubes avec la pipette de Levaditi.

### B. Préparation de l'émulsion de globules de mouton.

— Le meilleur procédé consiste à avoir des moutons et à leur prélever, chaque fois que l'on procède aux réactions, la quantité de sang nécessaire. Ce sang est recueilli dans un flacon à perles de verre, où une agitation vive et prolongée le défibrine complètement. On aspire alors ce sang défibriné avec une pipette et on prépare, dans une éprouvette graduée, une émulsion au titre suivant : 100 centimètres cubes de sérum physiologique pour 5 centimètres cubes de sang de mouton.

*Sensibilisation des globules.* — Pour sensibiliser les globules, on procède de la façon suivante :

Une demi-heure avant l'emploi, on mélange 1 centimètre cube de sérum hémolytique, étendu au titre voulu, avec 10 centimètres cubes d'émulsion de globules de mouton à 5 p. 100. On évite ainsi de faire dans chaque tube le mélange de 0 c. c. 1 de sérum et de 1 centimètre cube de globules. Une seule pipette introduit ensemble tout le système hémolytique dans le tube, où se trouvent déjà le sérum du malade, l'antigène et l'alexine de cobaye.

C. **Complément ou Alexine**. — Le complément est fourni par le sérum frais d'un animal. Le cobaye est un animal très commode à cet égard ; il fournit une quantité d'alexine qui suffit pour une quinzaine de réactions.

Il faut choisir un cobaye d'assez forte taille. Avant de le saigner, on lui assène sur la nuque un coup sec avec le bord cubital de la main, puis on lui tranche la gorge avec un bistouri. Le sang est recueilli dans un verre, où il est défibriné par agitation avec une baguette de verre. Après défibrination, le sang est centrifugé. Le sérum qui surnage constitue le complément. On dilue ce complément ou alexine dans dix fois son volume d'eau physiologique. C'est cette solution qu'il faut titrer, car elle est éminemment altérable, aussi le titrage doit-il être fait sans retard et l'alexine employée immédiatement après le titrage.

*Titrage du complément.* — Ce titrage du complément a pour but de renseigner l'opérateur à un triple point de vue. On doit, en effet, connaître quelle quantité de sérum frais de cobaye est nécessaire pour que le système de la réaction puisse fonctionner et s'assurer que cette quantité n'est pas excessive. La quantité varie avec chaque cobaye. Il faut savoir :

1º La quantité de complément de cobaye suffisante pour ne pas être déviée par un sérum dépourvu d'anticorps. Certains sérums possèdent, en effet, à l'excès ce pouvoir déviateur et empêchent le système hémolytique de fonctionner : ils sont dits *anticomplémentaires*.

2º La dose de complément nécessaire pour que le système hémolytique puisse fonctionner en présence de la dose maxima d'antigène employée. Cette opération constitue d'ailleurs la contre-partie du dosage de l'antigène, car doser l'antigène par rapport au complément ou le complément par rapport à l'antigène est en somme une opération identique.

3º La dose de complément nécessaire pour que le système hémolytique puisse fonctionner.

Les trois tableaux qui suivent éclairent cette triple opération. La dose moyenne de complément nécessaire pour que la réaction puisse se produire est, dans l'opération prévue par le tableau ci-dessous, 0 c. c. 2. Avec cette dose, le sérum normal, la dose maxima d'antigène employée, le sérum hémolytique, tout peut fonctionner dans la réaction de Wassermann. (Voir tableaux nos 3, 4, 5.)

Il ne faut donc jamais entreprendre une réaction sans avoir au préalable titré avec grande attention le complément. Deux compléments ne sont jamais semblables et il ne faut jamais se contenter d'un à peu près. On peut dire que ce dosage du complément est l'opération la plus importante de toute la réaction : *il ne faut jamais s'en dispenser et on doit toujours l'effectuer avec le plus grand soin.*

### Manière de disposer la séro-réaction.

Le tableau n° 6, mieux que toute description, montre comment on réalise la réaction. Il indique également le caractère indispensable des tubes témoins.

Un de ces tubes, le quatrième, contrôle la qualité de chaque sérum suspect.

Les tubes 5, 6, 7, 8, 9 sont au contraire des contrôles généraux qui fonctionnent pour l'ensemble des réactions faites en une même séance.

La plupart des observateurs laissent les tubes plusieurs heures à l'étuve. Une durée de séjour d'une heure est suffisante, mais ne doit en aucun cas être réduite. Quant à la durée du séjour des tubes à l'étuve avant la lecture de l'hémolyse, tous s'accordent à ne pas la prolonger au delà d'une demi-heure. Cette durée n'a que très rarement besoin d'être augmentée. On ne la prolongera que si le tube 4 n'a donné, après ce temps, qu'une hémolyse incomplète.

Le tableau n° 6 montre la succession des opérations telle qu'elle a lieu en cas de réaction positive, c'est-à-dire

Titrage de l'alexine par rapport à un sérum non syphilitique.

| TUBES | SÉRUM NORMAL | ANTIGÈNE | ALEXINE A 1/10 | EAU PHYSIOL. | | GLOBULES DE MOUTON SENSIBILIS. | | LECTURE |
|---|---|---|---|---|---|---|---|---|
| 1 | 0,2 | 0,3 | 0,1 | 1,4 | | 1 c me | | Pas d'hémolyse. |
| 2 | 0,2 | 0,3 | 0,2 | 1,3 | | 1 c me | | Pas d'hémolyse. |
| 3 | 0,2 | 0,3 | 0,3 | 1,2 | 1 heure d'étuve à 37º. | 1 c me | 1/2 heure d'étuve à 37º. | Hémolyse légère. |
| 4 | 0,2 | 0,3 | 0,4 | 1,1 | | 1 c m : | | Hémolyse. |
| 5 | 0,2 | 0,3 | 0,5 | 1 | | 1 c me | | Hémolyse. |
| 6 | 0,2 | 0,3 | 0,6 | 0,9 | | 1 c me | | Hémolyse. |

**Titrage de l'alexine par rapport à l'antigène.**

| TUBES | ANTIGÈNE | ALEXINE À 1/10 | EAU PHYSIOL. | | GLOBULES DE MOUTON SENSIBILISÉS | | LECTURE |
|---|---|---|---|---|---|---|---|
| 1 | 0,3 | 0,1 | 1,6 | | 1 cme | | Pas d'hémolyse. |
| 2 | 0,3 | 0,2 | 1,5 | | 1 cme | | Pas d'hémolyse. |
| 3 | 0,3 | 0,3 | 1,4 | 1 heure d'étuve à 37°. | 1 cme | 1/2 heure d'étuve à 37°. | Hémolyse. |
| 4 | 0,3 | 0,4 | 1,3 | | 1 cme | | Hémolyse. |
| 5 | 0,3 | 0,5 | 1,2 | | 1 cme | | Hémolyse. |
| 6 | 0,3 | 0,6 | 1,1 | | 1 cme | | Hémolyse. |

**Titrage de l'alexine par rapport au système hémolytique.**

| TUBES | ALEXINE A 1/10 | EAU PHYSIOL. | | GLOBULES DE MOUTON SENSIBILISÉS | | LECTURE |
|---|---|---|---|---|---|---|
| 1 | 0,1 | 1,9 | | 1 c mc | | Pas d'hémolyse. |
| 2 | 0,2 | 1,8 | | 1 c mc | | Hémolyse. |
| 3 | 0,3 | 1,7 | 1 heure d'étuve à 37°. | 1 c mc | 1/2 heure d'étuve à 37°. | Hémolyse. |
| 4 | 0,4 | 1,6 | | 1 c mc | | Hémolyse. |
| 5 | 0,5 | 1,5 | | 1 c mc | | Hémolyse. |
| 6 | 0,6 | 1,4 | | 1 c mc | | Hémolyse. |

si le sérum examiné est celui d'un syphilitique. En ce cas tout se passe comme si les anticorps du sérum, combinés avec l'antigène introduit dans les tubes 1, 2, 3, ne laissaient plus en liberté le complément de cobaye et rendaient par suite impossible le fonctionnement du système hémolytique. *Il n'y aura donc pas d'hémolyse si le sérum examiné appartient à un syphilitique.*

Si au contraire le sérum à examiner est celui d'un individu indemne de syphilis, tout se passe alors comme si le complément restait disponible, car il n'existe pas d'anticorps pour se combiner à l'antigène et dévier ce complément : le système hémolytique peut donc fonctionner. *L'hémolyse est alors complète dans les tubes* 1, 2, 3. *La réaction est négative.*

Le tube 4 doit toujours hémolyser, car il ne contient pas d'antigène. Si l'hémolyse ne se produit pas, c'est la preuve que le sérum à lui seul fixe le complément ; quand le fait se produit, l'hémolyse des tubes 1, 2, 3 n'a donc plus aucune valeur. Il n'y a pas d'explication théorique de ce phénomène, mais on comprend qu'il fausse complètement le résultat d'une réaction. *Sans hémolyse du tube 4 on ne doit donner aucune réponse et on doit simplement indiquer que le sérum est anticomplémentaire, c'est-à-dire dévie à lui seul le complément.*

Les tubes 5, 6, 7 sont les tubes qui vérifient la valeur de l'antigène. *Ils doivent toujours hémolyser.* Ces tubes ne contiennent pas d'anticorps, puisqu'ils ne contiennent pas de sérum ; si donc l'hémolyse ne se produisait pas, c'est que l'antigène à lui seul dévierait le complément. Avec un tel antigène, les résultats de la séro-réaction n'auraient aucune valeur.

Les tubes 8 et 9 vérifient le système hémolytique. Avec une dose de complément le système fonctionne ; or, le tube 8 en contient, *il doit donc hémolyser.* Le tube 9 n'en contient pas, le système hémolytique ne doit donc pas fonctionner si le sérum anti-mouton a été convenablement chauffé à 56°. *Le tube 9 ne doit jamais hémolyser.*

Séro-réaction positive.

| TUBES | EAU PHYSIOL. A 8 % | ANTIGÈNE TITRÉ | SÉRUM DES MALADES INACTIVÉ | COMPLÉMENT TITRÉ | | GLOBULES DE MOUTON SENSIBIL. | | LECTURE |
|---|---|---|---|---|---|---|---|---|
| 1 | 1,6 | 0,1 | 0,2 | 0,1 | | 1 c mc | | Pas d'hémolyse. |
| 2 | 1,5 | 0,2 | 0,2 | 0,1 | | 1 c mc | | Pas d'hémolyse. |
| 3 | 1,4 | 0,3 | 0,2 | 0,1 | | 1 c mc | | Pas d'hémolyse. |
| 4 | 1,7 | 0 | 0,2 | 0,1 | 1 heure d'étuve à 37°. | 1 c mc | 1/2 heure d'étuve à 37°. | Hémolyse. |
| 5 | 1,8 | 0,1 | 0 | 0,1 | | 1 c mc | | Hémolyse. |
| 6 | 1,7 | 0,2 | 0 | 0,1 | | 1 c mc | | Hémolyse. |
| 7 | 1,6 | 0,3 | 0 | 0,1 | | 1 c mc | | Hémolyse. |
| 8 | 1,9 | 0 | 0 | 0,1 | | 1 c mc | | Hémolyse. |
| 9 | 2 | 0 | 0 | 0 | | 1 c mc | | Pas d'hémolyse. |

TÉMOINS

En disposant la séro-réaction type de Wassermann, on peut supprimer les tubes 1 et 2 et ne conserver que le tube 3 qui contient, avec le sérum à examiner, la dose maxima d'antigène. Cette simplification facilite la comparaison avec l'échelle colorimétrique.

### Lecture et appréciation des résultats.

*Hémolyse.* — L'hémolyse consiste dans la destruction des globules rouges. Cette destruction fragmentaire met l'hémoglobine en liberté et le liquide qui contient ces globules se teinte par ce fait d'un beau rouge laqué. Cette teinte s'oppose à la teinte mate donnée par les globules normaux en suspension dans le sérum physiologique. Il suffit d'avoir vu une fois le phénomène de l'hémolyse pour le reconnaître toujours.

Il y a cependant un procédé plus sûr encore que celui qui consiste à regarder simplement le tube, c'est la centrifugation. Après centrifugation de quelques minutes, si le liquide reste coloré, c'est qu'il y a eu hémolyse. Si au contraire les globules sont restés intacts, la centrifugation les précipite au fond du tube et le liquide vecteur surnage absolument incolore.

Entre ces deux extrêmes, il y a place pour tous les cas intermédiaires ; l'hémolyse peut être complète ou partielle, et c'est l'appréciation de cette gamme de couleurs qui constitue la seule difficulté de la lecture de la séro-réaction.

*Lecture de la réaction. Mesure de l'hémolyse.* — On note en général à l'aide de numéros (de 0 à 8) ou d'un certain nombre de croix (+++++) le degré d'hémolyse. Ainsi, quand il n'y a pas d'hémolyse, on dit que H = 0. Si au contraire l'hémolyse est complète, on dit que H = 8. Les degrés intermédiaires de l'hémolyse sont indiqués par les chiffres intermédiaires entre 0 et 8.

Comment faire cette appréciation d'une façon à peu

près scientifique, c'est-à-dire constante et surtout compa-
rable à celle du laboratoire voisin?' Le meilleur procédé
est certainement celui de l'échelle colorimétrique ima-
ginée par M. Vernes.

*Méthode colorimétrique de Vernes.* — Vernes prépare
son échelle colorimétrique à l'aide des produits suivants :

SOLUTION DITE N° 8.

| | |
|---|---|
| Solution de fuchsine acide dans l'eau distillée à 1 pour 10 000................. | 10 c. c. |
| Solution d'acide picrique dans l'eau dis-tillée à 1 pour 100...................... | 10 c. c. |
| Eau distillée............................. | 110 c. c. |

Ce liquide donne la teinte 8 sous une épaisseur de
13 millimètres. Dilué aux proportions suivantes dans l'eau
distillée, il donne les autres teintes, quand on l'examine
sous la même épaisseur.

| Le liquide 8 dilué à | 1/2 | donne la teinte | 7 |
|---|---|---|---|
| — — | 1/3 | — | 6 |
| — — | 1/4 | — | 5 |
| — — | 1/6 | — | 4 |
| — — | 1/9 | — | 3 |
| — — | 1/14 | — | 2 |
| — — | 1/24 | — | 1 |
| — — | 1/64 | — | 0 |

Le liquide 0 reproduit la teinte légèrement bistrée
donnée par le sérum et qui n'est pas celle de l'eau claire.
Les liquides 2, 3, 4, etc., correspondent aux teintes dési-
gnées par la notation $H^2$, $H^3$, $H^4$, etc.

Pour lire les résultats, il suffit de centrifuger les tubes,
puis de comparer la teinte donnée par ces tubes à celles
de l'échelle colorimétrique et de dire H = 0 ou H = 8 ou
un chiffre intermédiaire de la gamme. L'hémolyse nulle ($H^0$)
indique une réaction très positive. L'hémolyse totale ($H^8$)
indique une réaction totalement négative. Aux chiffres
intermédiaires correspondent des réactions plus ou moins
positives ou négatives. Ces intermédiaires ont leur impor-

tance et ne sont pas à négliger comme renseignement sur l'évolution d'une syphilis.

L'usage de l'échelle colorimétrique est surtout à recommander au début, car elle habitue à apprécier les différences de teintes données par l'hémolyse globulaire plus ou moins complète. Elle est beaucoup moins utile quand le chef de laboratoire a une grande habitude de la séro-réaction, et beaucoup de sérologistes réduisent leur échelle à trois teintes (H⁰, H⁴, H⁸), qui correspondent aux résultats totalement positif, partiellement positif et négatif.

Ces indications schématiques sont suffisantes en pratique. Si, en effet, la recherche de la séro-réaction est pratiquée pour appuyer un diagnostic douteux, le laboratoire répond : séro-réaction positive, séro-réaction négative ou séro-réaction douteuse. Si les indications sérologiques sont destinées à guider le traitement, le laboratoire répond : infection sérologiquement très forte, ou nulle ou seulement atténuée, indications amplement suffisantes pour guider le praticien dans sa conduite.

Au lieu d'employer une échelle colorimétrique chimique, on peut, à chaque séance, préparer cette échelle avec les globules de mouton qui serviront à la séro-réaction.

1 centimètre cube de globules de mouton à 5 p. 100, dilués dans 2 centimètres cubes d'eau distillée, donnera la teinte H⁸. Une dose moitié moindre de globules (un demi-centimètre cube, dilués dans 2 centimètres cubes et demi d'eau distillée) donnera la teinte H⁴.

Ce procédé a l'avantage d'être basé sur la coloration donnée par les globules employés le jour de l'opération, la richesse en hémoglobine des hématies pouvant varier notablement d'un mouton à l'autre.

*Réactions hyperpositives.* — Il arrive assez fréquemment que l'hémolyse soit absolument nulle dans les trois premiers tubes. La séro-réaction est donc complètement positive : il est très intéressant de savoir si, même avec des doses plus minimes encore de sérum, la séro-réaction

resterait positive, de savoir, en d'autres termes, si la
réaction est hyperpositive et à quel degré. Pour apprécier
ce degré, le procédé le plus simple et le plus rapide consiste à diluer le sérum du malade dans 10, 20, 30 fois son
volume d'eau physiologique en conservant les mêmes
doses d'antigène et de complément. On constate alors
jusqu'à quelle dilution de sérum la réaction reste positive
et on dit que la séro-réaction est hyperpositive à 1/20,
1/30, etc. Une séro-réaction hyperpositive indique en
général une forte infection. Ces réactions hyperpositives
s'observent souvent au début de la période secondaire.

Dans un laboratoire, les résultats des séro-réactions
doivent toujours être inscrits sur un registre et conservés.
Il est une méthode plus pratique qu'une simple inscription,
c'est l'établissement de courbes sérologiques individuelles.
Ce graphique résume d'une façon claire une série de résultats. La date de la séro-réaction est inscrite en tête de la
colonne, et des chiffres, étagés à gauche des colonnes, indiquent le degré de l'hémolyse. La lecture de l'ensemble des
séro-réactions pratiquées chez le même individu gagne
ainsi beaucoup en clarté. C'est employer une fois de plus
la méthode graphique que tous les médecins connaissent
pour l'avoir appliquée dans l'établissement des feuilles de
température (voir p. 122).

## Durée d'une séro-réaction. Conduite de l'opération.

Une séance de séro-réaction dure environ cinq heures.
Pour ne pas perdre de temps, voici comment il faut conduire les opérations :

1º Préparer la veille les tubes nécessaires et toute la
verrerie ;

2º Régler les deux étuves à 37º et à 56º avant de commencer la séance ;

3º Commencer par tuer le cobaye, centrifuger le sérum,
l'étendre de dix fois son volume d'eau physiologique et le
doser ;

Dʳ LACAPÈRE.                                    11

4° Pendant que le dosage du complément est à l'étuve, préparer l'émulsion de globules rouges de mouton ;

5° Sensibiliser les globules de mouton nécessaires au dosage du complément ;

6° Pendant que le dosage du complément s'achève, inactiver les sérums suspects ;

7° Mettre dans les tubes tout ce qui est nécessaire à la réaction (antigène, eau physiologique, sérums inactivés) ;

8° Lire le dosage du complément et mettre dans les tubes la dose utile de complément. Placer les tubes à l'étuve et terminer les opérations conformément au tableau n° 6.

**En résumé,** la séro-réaction, telle que nous venons de l'exposer, est une méthode assez difficile à bien pratiquer Elle est faite d'une foule de détails qui tous ont leur importance, aucun ne doit être négligé. Il faut une longue éducation de laboratoire pour manœuvrer à l'aise au milieu de tous ces détails de technique, corriger celui qui cloche, et c'est plus que jamais le cas de répéter que l'opération ne vaut pas ce que vaut l'opérateur.

### MÉTHODES DE SÉRO-RÉACTION SIMPLIFIÉES

La complexité de la méthode de Wassermann a donné lieu à de nombreuses simplifications. Chacun a voulu apporter la sienne et elles ont été plus ou moins heureuses. Nous avons vu que Jacobstahl avait remplacé l'étuve par la glacière, ce qui ne modifie que fort peu la méthode primitive. Par contre, Hecht, Noguchi, Bauer et d'autres ont apporté des modifications assez profondes à la méthode type. Nous ne les décrirons pas toutes, car l'expérience a montré que ces modifications faisaient perdre à la séro-réaction beaucoup de sa valeur. La méthode de Hecht est cependant très intéressante à connaître, car elle possède une valeur réelle et s'exécute beaucoup plus rapidement que la réaction de Wassermann type.

## II. MÉTHODE DE HECHT

La méthode de Hecht utilise la propriété que possède normalement le sérum humain d'hémolyser les globules de mouton. Elle supprime donc en premier lieu le sérum hémolytique de lapin anti-mouton.

En dehors de cette première modification, le procédé de Hecht emploie d'autre part le sérum humain sans l'inactiver. Il n'y a donc pas besoin d'introduire de complément de cobaye, puisque le complément n'est pas détruit dans le sérum humain. C'est la deuxième simplification.

On dispose la réaction conformément au tableau n° 7.

La plus grosse critique qu'on puisse adresser à cette méthode est d'employer un sérum hémolytique d'activité très variable, quelquefois même d'activité absolument nulle. Aucun sérum humain ne ressemble à un autre sérum au point de vue de ses propriétés hémolytiques. De là, pour conserver une valeur à la méthode, la nécessité de doser la puissance hémolytique de chaque sérum examiné. C'est ce qu'on appelle la mesure de l'index hémolytique. Le tableau n° 8 indique comment on procède à ce dosage.

Dans la mesure de l'index hémolytique, si l'hémolyse se produit dans les trois tubes, le pouvoir hémolytique du sérum humain examiné est égal à 8. Si l'hémolyse ne se produit dans aucun des trois tubes, ce pouvoir est égal à 0. Si on compte 1 pour l'hémolyse du tube n° 1, 3 pour celle du tube n° 2, et 5 pour celle du tube 3, on ne doit attribuer aucune valeur à une séro-réaction positive, si l'index hémolytique du sérum n'est pas au moins égal à 4. L'index hémolytique doit toujours être inscrit en regard du résultat, car c'est le contrôle indispensable pour que le procédé de Hecht conserve sa valeur relative.

La réaction de Hecht est souvent plus sensible que la réaction de Wassermann, aussi ne faut-il lui attribuer qu'une valeur très relative quand il s'agit d'un diagnostic à poser, car elle peut être positive chez des individus indemnes de syphilis.

Parfois elle est négative chez des individus atteints de syphilis virulente. Elle donne donc un pourcentage d'erreurs plus élevé que la réaction de Wassermann type.

Par contre, on a constaté que la réaction de Hecht devient positive au cours de la période primaire avant la réaction de Wassermann. Elle demeure encore positive chez des malades traités alors que la réaction de Wassermann est déjà négative. La méthode de Hecht est donc plus fine pour permettre d'apprécier le bénéfice du traitement [1] et il est très intéressant de l'adjoindre à la réaction de Wassermann type pour contrôler l'effet de la médication.

### ÉTUDE DU LIQUIDE CÉPHALO-RACHIDIEN

Le liquide céphalo-rachidien est sujet, chez les syphilitiques, à des modifications nombreuses. Les unes, celles qui surviennent tardivement, sont connues depuis que le professeur Widal et ses élèves ont attiré l'attention sur la pathologie du liquide céphalo-rachidien. Les autres, celles qui surviennent au début de la syphilis, ou qui restent cliniquement longtemps silencieuses, sont de notion beaucoup plus récente et leur étude est surtout due à M. Ravaut et à M. Sicard. Actuellement, on peut dire que la ponction lombaire, les modifications cytologiques et chimiques du liquide céphalo-rachidien ne doivent être ignorées d'aucun médecin ayant la prétention de soigner, autrement que d'une façon empirique, des syphilitiques à toutes les périodes de leur maladie.

### 1º Technique de la ponction lombaire.

On ne doit pas faire une ponction lombaire à un malade que l'on ne peut pas faire coucher après la ponction. La

---

[1] CLÉMENT SIMON et P. GASTINEL, *Bull. de la Soc. de Derm.*, et *Ann. de Derm.*, 1919.

**Réaction de Hecht. (Réaction positive.)**

| TUBES | EAU PHYSIOL. | ANTIGÈNE | SÉRUM SUSPECT | | GLOBULES DE MOUTON A 5 ‰ | | LECTURE |
|---|---|---|---|---|---|---|---|
| 1 | 0,2 | 0,1 | 0,1 | 1 heure d'étuve à 37o. | 0,5 | 1/2 heure d'étuve à 37o. | Pas d'hémolyse. |
| 2 | 0,1 | 0,2 | 0,1 | | 0,5 | | Pas d'hémolyse. |
| 3 | 0,3 | 0 | 0,1 | | 0,5 | | Hémolyse. |

TABLEAU No 8. **Mesure de l'index hémolytique.**

| TUBES | EAU PHYSIOLOGIQUE | SÉRUM SUSPECT | GLOBULES DE MOUTON | | LECTURE |
|---|---|---|---|---|---|
| 1 | 0,8 | 0,1 | 0,1 | 60 minutes d'étuve. | Hém lyse, - |
| 2 | 0,6 | 0,1 | 0,3 | | Hémolyse. |
| 3 | 0,4 | 0,1 | 0,5 | | Pas d'hémolyse. |

ponction lombaire n'est donc pas une opération de poly-
clinique ou de dispensaire si on ne dispose pas d'un lit
pour faire coucher le malade après l'opération. C'est le
meilleur moyen d'éviter les accidents et cela d'une façon
absolue. Le malade doit rester couché après la ponction
pendant six heures au moins.

*Position à donner au malade.* — Deux positions sont
pratiques pour la ponction lombaire. 1° On peut faire
asseoir le malade sur le bord de son lit en lui courbant
fortement la colonne vertébrale, de façon à amener son
menton au niveau de ses genoux. 2° On peut aussi coucher
le malade sur le côté, le tronc complètement fléchi, les
genoux ramenés sous le menton. La première de ces deux
positions est peut-être plus commode pour un débutant,
mais la deuxième est certainement préférable, parce que,
le malade étant couché, on n'a pas à redouter les vertiges
qui se produisent quelquefois dans la position assise.

*Choix d'une aiguille.* — L'aiguille à ponction lombaire
est une aiguille aujourd'hui classique. Elle est en platine
ou en nickel, ou même simplement en acier. Elle a 10 à
12 centimètres de longueur et son calibre est de dix
dixièmes environ. Elle doit être munie d'un mandrin qui
permet de la déboucher, si elle vient à s'obstruer pendant
l'opération. On a construit de petits trocarts analogues à
ceux de l'appareil Potain, mais de dimension plus réduite
et qui sont d'un maniement plus commode que les aiguilles
parce qu'on les a certainement mieux en main. L'appareil
choisi doit être stérilisé à l'autoclave et apporté au moment
de l'opération dans le tube où il a été stérilisé.

*Choix de la région à ponctionner.* — Il est aisé de comprendre que la ponction doit se faire dans un espace
intervertébral et dans une région assez basse pour que la
moelle épinière ne risque pas d'être atteinte par l'aiguille.
L'espace classique de la ponction est celui qui sépare

la 4e de la 5e vertèbre lombaire. Il est délimité par une ligne horizontale qui passe par les crêtes iliaques. A ce niveau, le canal rachidien ne contient plus que la queue de cheval.

La ponction peut être médiane ou latérale. Si on fait une ponction médiane, l'aiguille est enfoncée perpendiculairement à la peau. Si on fait une ponction latérale, l'aiguille est au contraire dirigée légèrement en dedans et en haut. Il est certainement plus aisé de pratiquer la ponction médiane. Quel que soit le mode choisi, il arrive assez souvent que l'on bute avec la pointe de l'aiguille contre un plan osseux. Dans ce cas, il faut retirer légèrement l'aiguille en arrière, relever la pointe ou la baisser quelque peu et on pénètre en général facilement dans le canal médullaire. Le liquide s'écoule avec plus ou moins de force et on le recueille dans un tube à essai.

*Pression et aspect du liquide.* — Le liquide céphalorachidien doit toujours couler par sa pression propre. La ponction blanche n'existe pas sans erreur de manuel opératoire et il suffit de rectifier sa technique pour voir le liquide s'écouler par l'orifice de l'aiguille. Normalement, le liquide s'écoule goutte à goutte, mais, si la pression est augmentée, comme il arrive dans certains cas pathologiques, il peut se produire un véritable jet de 3 ou 4 centimètres à la sortie de l'aiguille. Si on veut mesurer cette pression, c'est à ce moment qu'il faut le faire. Nous reviendrons plus loin sur ce sujet.

*Quantité de liquide à retirer.* — On recueille le liquide à la sortie de l'aiguille dans le tube à essai. La quantité du liquide à retirer ne doit pas, en principe, dépasser 10 centimètres cubes. Ce volume est suffisant pour toutes les recherches, et il est exceptionnel que la soustraction de cette quantité de liquide produise le moindre incident. Après la ponction, l'aiguille est retirée d'un seul coup et on place simplement sur l'orifice cutané une compresse

de gaze, après avoir touché la petite plaie à la teinture
d'iode.

*Accidents et incidents.* — Si l'on fait la ponction en
observant les précautions que nous venons d'indiquer,
elle se passe toujours sans incident. Au début de l'emploi
de la ponction lombaire, il y eut quelques cas de syncope
mortelle. Les syncopes sont aujourd'hui complètement
évitées si on a soin de placer le malade dans le décubitus
dorsal et de l'y laisser pendant la journée qui suit la ponction.

Chaque fois qu'on a des raisons de supposer qu'il existe
une tumeur cérébrale, il faut redoubler de prudence, n'en-
lever qu'une faible quantité de liquide, le laisser s'écouler
très lentement et prolonger la durée du décubitus.

Les incidents de la ponction sont assez rares. Ils con-
sistent, la plupart du temps, en simples céphalées, en
douleurs névralgiques des membres inférieurs. Ils cèdent
en général au simple repos.

La ponction lombaire est une opération de tous les
jours et, en considérant le nombre des ponctions faites,
on peut affirmer qu'elle est sans danger, si on ne commet
aucune faute de technqiue.

*Etude de la pression du liquide céphalo-rachidien.* — En
clinique, on se contente généralement de constater la
force plus ou moins considérable avec laquelle se fait
l'écoulement : c'est un mauvais procédé, car les liquides
hypertendus ne s'écoulent quelquefois que goutte à goutte.
On mesure d'une façon plus précise la tension du liquide
avec un manomètre.

Le plus simple de ces appareils est celui de MM. Sicard
et Lejeune : c'est un simple tube de verre fixé sur une
planchette. On relie ce tube à l'aiguille par où s'écoule le
liquide et on lit simplement la hauteur à laquelle s'élève
ce liquide au-dessus de la région ponctionnée. Sicard et
Lejeune estiment que la pression normale correspond à
une hauteur de 20 centimètres dans le tube. Ils ne lui ont
jamais vu dépasser un mètre.

Le D^r H. Claude a fait construire un petit manomètre anéroïde à cadran, qui s'adapte à l'aiguille, une fois celle-ci en place, à l'aide d'un petit raccord de caoutchouc. C'est un instrument peu encombrant et qui donne des indications précises. La pression du liquide est mesurée en centimètres d'eau. Chez le sujet placé dans la position horizontale, la pression normale correspond à 15 environ ; elle s'élève à 25 dans la position assise.

*Étude cytologique du liquide céphalo-rachidien.* — Les recherches de Widal et de ses élèves ont attiré l'attention sur les modifications cellulaires du liquide céphalo-rachidien. Sicard et Ravaut ont plus particulièrement insisté sur les altérations de ce liquide chez les syphilitiques aux diverses périodes de la maladie. On trouvera dans une autre partie de cet ouvrage les raisons pour lesquelles il est important d'étudier les modifications cellulaires et chimiques de ce liquide aux différentes périodes de la syphilis. Nous nous contenterons ici d'indiquer les procédés qui permettent de se rendre compte de ces modifications.

Les éléments cellulaires du liquide céphalo-rachidien sont toujours en nombre trop restreint pour que l'on se contente d'examiner ce liquide après un simple étalement sur lame comme on fait pour le sang. Le procédé le plus employé est l'examen par centrifugation. Pour cela, on met dans le tube à centrifuger 4 ou 5 centimètres cubes de liquide céphalo-rachidien et on centrifuge pendant une dizaine de minutes. On renverse, après cette centrifugation, le tube qui contient le liquide et on vide ainsi tout le liquide centrifugé. C'est le meilleur procédé de décantation. Il ne reste ainsi qu'un léger culot et, à l'aide d'une pipette capillaire introduite dans ce culot, on aspire une quantité d'éléments cellulaires toujours suffisante pour permettre de les étaler sur une lame et de les examiner après fixation par la chaleur ou par l'alcool-éther. Il faut, bien entendu, colorer les éléments avec un colorant

basique tel que le bleu de méthylène ou le violet de gen-
tiane.

Ce procédé est excellent pour connaître la qualité des
éléments contenus dans le liquide céphalo-rachidien, mais
il est très insuffisant pour connaître la quantité de ces
éléments cellulaires, c'est-à-dire pour résoudre la question
la plus importante qui se pose au médecin. Un même opérateur, opérant toujours avec la même centrifugeuse, faisant
des étalements sensiblement identiques, peut avoir une
idée approximative de la quantité des éléments, mais il ne
saurait, en aucun cas, comparer ses résultats avec ceux
qui seraient obtenus par un autre laboratoire.

*Examen des éléments colorés à l'état sec.* — Nous ne
décrirons pas ici toutes les variétés d'éléments cellulaires
que l'on peut rencontrer dans le liquide céphalo-rachidien, mais seulement ceux que l'on trouve chez les syphilitiques. Ces derniers éléments sont presque uniquement
constitués, quelle que soit la période de la maladie à
laquelle on fait l'examen, par des éléments lympho-
cytaires.

Les lymphocytes, examinés sous l'objectif à immersion,
après coloration au bleu, apparaissent comme de petits
éléments colorés dans leur totalité, à noyau arrondi sans
bourgeonnement et sans granulations. *Ce sont là les éléments intéressants à étudier chez les syphilitiques.*

A côté des lymphocytes, on peut rencontrer les divers
éléments du sang, polynucléaires et hématies. S'ils se
trouvent en grand nombre dans le liquide, il faut y voir la
preuve que la ponction a été défectueuse et que le liquide
céphalo-rachidien est mélangé de sang. On ne peut, dans
ces conditions, attribuer aucune valeur aux résultats
constatés.

Si les hématies sont peu nombreuses, on peut les détruire
en ajoutant au liquide à examiner une goutte d'une dilution d'acide acétique à 1 p. 200. La proportion des leucocytes
provenant du sang peut être considérée comme négligeable.

*Examen quantitatif des lymphocytes.* — *Cellule de Na-geotte.* — La cellule de Nageotte permet d'apprécier le nombre des lymphocytes qui existent dans un millimètre cube de liquide céphalo-rachidien. On comprend toute l'importance de ce procédé de recherche qui donne un résultat absolu et permet de suivre de façon précise l'évolution de l'inflammation méningée chez un malade. La simple centrifugation est loin d'avoir la même précision et ne permet aucune comparaison entre deux examens successifs.

La cellule de Nageotte est une minuscule cuvette de un millimètre de profondeur, sur le fond de laquelle se trouve gravé un carré mesurant 10 millimètres de côté et qui est divisé par une série de traits parallèles, distants de un quart de millimètre, en quarante rectangles ayant chacun un quart de millimètre de large. La contenance totale de la cellule est donc de 100 millimètres cubes. Les bandes distantes de un quart de millimètre, gravées sur le fond, facilitent la numération des éléments cellulaires.

*Mode d'emploi.* — Une petite quantité de liquide céphalo-rachidien est placée dans la cellule aussitôt après que celui-ci a été recueilli et on recouvre d'une lamelle. On a soin de prêter grande attention à ce qu'il ne reste pas de bulle d'air sous la lamelle. Pour permettre de distinguer plus facilement les lymphocytes, on ajoute au liquide, quelques instants avant l'examen, une goutte de bleu de méthylène par centimètre cube. Avant de pratiquer la numération, on attend un quart d'heure pour permettre aux lymphocytes de tomber par leur propre poids sur le quadrilatère gravé au fond de la cellule.

On compte alors, à l'aide d'un oculaire nº 4 et d'un objectif nº 8, le nombre de lymphocytes contenus dans six divisions au centre du quadrillage et dans six divisions à chaque extrémité. On a ainsi compté 45 millimètres cubes de liquide céphalo-rachidien. Une simple division permet de déduire le nombre de lymphocytes existant dans un millimètre cube de liquide. Ce chiffre ne doit pas excéder, chez un individu normal, 1 à 1,5 lymphocyte par millimètre cube. Au-dessus de trois, il y a réaction méningée certaine.

*Etude chimique du liquide céphalo-rachidien.* — Les modifications du nombre des éléments cellulaires contenus dans le liquide céphalo-rachidien ne sont pas les seules qui soient à considérer chez les syphilitiques. Les modifications chimiques ont aussi leur importance. Elles prennent quelquefois même un intérêt capital par le fait qu'elles sont les premières en date et qu'elles mettent en lumière la nécessité de pousser le traitement spécifique si l'on veut éviter les graves complications nerveuses de la syphilis.

Le procédé le plus simple et aussi le plus ancien en date consiste à précipiter simplement les albumines du liquide céphalo-rachidien par l'acide azotique. Un disque plus ou moins épais, appréciable avec une certaine habitude, permet une évaluation approximative de la quantité d'albumine, mais ce procédé est trop peu précis pour être recommandé.

MM. Sicard et Cantaloube ont fait construire un tube analogue au tube d'Esbach auquel ils ont donné le nom de *Rachialbuminimètre.* Dans ce tube on met du liquide céphalo-rachidien jusqu'à une hauteur indiquée par le chiffre 4, puis on fait chauffer le liquide jusqu'à 80° ; on ajoute alors douze gouttes d'acide trichloracétique au tiers. Le tube est laissé au repos cinq minutes, puis bouché, agité deux ou trois fois et abandonné dans une position verticale pendant cinq heures. Après ce laps de temps, on lit à quel niveau vient affleurer le précipité qui s'est formé. Au niveau du premier trait, la quantité d'albumine égale 0 gr. 22 p. 1 000. Au niveau du deuxième trait, la quantité d'albumine correspond à 0 gr. 40, et au-dessus d'une divisoin et demie, le précipité indique une quantité pathologique. La moindre trace de sang fausse les résultats.

Il existe, bien entendu, d'autres procédés de dosage de l'albumine dans le liquide céphalo-rachidien, comme par exemple le système des pesées, mais c'est là un travail de chimiste et nous n'exposons ici que les méthodes cliniques qui, du reste, sont très suffisantes.

La présence des globulines dans le liquide céphalo-rachidien a été très souvent constatée chez les syphilitiques. Cette constatation, sans être absolument décisive, a cependant une très grande valeur et il y a généralement parallélisme entre elle et une séro-réaction positive ([1]).

Le procédé le plus simple pour reconnaître la présence des globulines est de les précipiter par une solution à saturation de sulfate d'ammoniaque. On mélange à cet effet 1 centimètre cube de liquide céphalo-rachidien et 1 centimètre cube de la solution. La présence des globulines se manifeste par un trouble plus ou moins abondant.

Il existe d'autres modifications chimiques du liquide céphalo-rachidien, telles que les modifications du taux de l'urée, par exemple, mais elles n'ont qu'un intérêt exceptionnel chez le syphilitique. Dans un ouvrage comme celui-ci, nous ne pouvons nous occuper que des modifications directement liées à la syphilis et dont la connaissance est à l'heure actuelle indispensable pour bien traiter et traiter rationnellement un syphilitique.

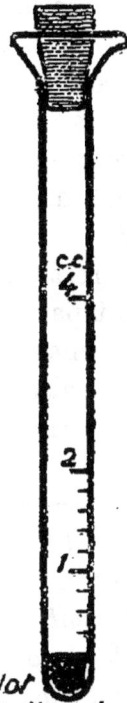

Fig. 22

---

([1]) D'après Leredde et Rubinstein, la séro-réaction ne serait positive dans le liquide céphalo-rachidien que si celui-ci contient des globulines. L'absence de globulines entraîne, d'après ces observateurs, une séro-réaction négative et dispense par conséquent de faire cette recherche. Dans le cas où les globulines existent, la séro-réaction pourrait être positive ou négative et devrait alors être recherchée.

*Elude sérologique du liquide céphalo-rachidien.* — Le liquide céphalo-rachidien, comme d'ailleurs toutes les humeurs de l'organisme (liquide pleural, ascite, etc.), peut être examiné au point de vue de la réaction de Wassermann, et il y a souvent intérêt primordial à faire cette recherche chez un syphilitique. La séro-réaction du liquide céphalo-rachidien n'est pas absolument parallèle à la séro-réaction sanguine. Elle renseigne le médecin sur l'imprégnation syphilitique plus ou moins grande du système nerveux. Elle doit être de pratique courante et sa réalisation est très simple. Elle est en effet rigoureusement calquée sur la séro-réaction sanguine, avec cette seule restriction que le liquide céphalo-rachidien ne possédant pas de complément thermolabile, il n'a pas besoin d'être chauffé à l'étuve à 56° et qu'il ne peut être, pour la même raison, examiné par les procédés simplifiés comme celui de Hecht.

*A l'heure actuelle, les notions de laboratoire que nous venons d'exposer doivent être connues de tous les médecins qui veulent prescrire à leurs malades autre chose qu'un traitement symptomatique. Si tous les médecins ne sont pas tenus de connaître pratiquement tous ces détails, ils ne doivent pas les méconnaître, car ils leur sont un guide précieux dans le traitement, et ils doivent savoir interpréter les renseignements que leur fournit le laboratoire, auquel ils sont souvent obligés de recourir.*

## CHAPITRE V

## APPLICATION DU TRAITEMENT

### 1º Principes généraux.

Les principes généraux qui doivent régler la conduite du traitement arsenical se dégagent peu à peu des multiples observations qui sont publiées de tous côtés.

Au début, on a eu l'espoir de stériliser à coup sûr la syphilis avec une ou deux injections. Mais l'espérance qu'on avait fondée sur la *therapia sterilisans magna* s'est calmée devant les récidives constatées après ces traitements trop insuffisants et on a renoncé à obtenir la guérison de la syphilis en un laps de temps aussi court. Le but que se proposent maintenant la plupart des syphiligraphes n'est cependant pas moins élevé, car ils cherchent à obtenir la stérilisation certaine de tous les cas de syphilis par les injections en série.

A l'époque où l'on employait exclusivement les injections intramusculaires, on a rapporté des observations incontestables de syphilis qui ont guéri à la suite d'une ou de deux injections, mais c'était l'exception. Le plus grand nombre des syphilis traitées de cette façon récidivait après un temps plus ou moins long, et c'est pour obvier à ces récidives que presque tous les spécialistes ont adopté le traitement prolongé.

Les succès qui ont été obtenus au début, à la suite d'une ou de deux injections intramusculaires, sont dus à ce qu'on employait alors à doses élevées les composés arsenicaux. Ces fortes doses étaient bien supportées parce que le produit était, immédiatement après l'injection, précipité au sein des tissus et qu'il n'était absorbé que très progressivement. Mais, je le répète, les succès étaient relativement rares et les résultats que donnent aujourd'hui les injections intraveineuses sont infiniment plus satisfaisants par leur régularité.

Les injections intraveineuses ont encore permis de remédier à deux inconvénients capitaux des injections intramusculaires : la douleur souvent intolérable que celles-ci provoquaient, d'une part ; de l'autre, la production d'abcès ou l'enkystement du produit, qui s'immobilisait parfois au milieu des tissus, formant un dépôt insoluble qu'on était souvent obligé d'extirper chirurgicalement et qui était, en tout cas, inutilisé par l'organisme du malade.

Mais, en substituant les injections intraveineuses de sels arsenicaux aux injections intramusculaires, on s'apercevait bientôt que l'introduction brutale dans les veines d'une grande quantité de ces composés n'était pas aussi innocente que leur introduction dans les masses musculaires. Les accidents d'intolérance qui ont été notés chez les malades traités par des injections intraveineuses à doses élevées n'étaient pas en rapport avec le coefficient toxique du médicament injecté. Des doses inoffensives pour des individus sains déterminaient chez des syphilitiques des réactions violentes, qu'on expliqua de plusieurs façons : destruction spirillaire intense, réaction de l'organisme infecté, etc. La régularité avec laquelle ces réactions apparaissaient après les premières injections prouvait qu'il fallait apporter quelque prudence dans l'emploi d'une médication aussi puissamment active.

En sériant les observations, on s'apercevait peu à peu que le malade réagissait d'autant plus vivement au traitement, que les spirochètes étaient répandus en plus grand nombre dans ses organes, et que la forme de la réaction était d'autant plus redoutable que les microorganismes étaient localisés dans des organes plus fragiles (rein, cœur, centres nerveux).

Sous l'influence des injections arsenicales, la réaction de l'organisme du syphilitique accentue passagèrement, comme je l'ai expliqué plus haut, les phénomènes morbides, et cela d'autant plus violemment que les doses sont plus élevées. Cette réaction peut être évitée si on administre les composés arsenicaux à doses progressives. Les premières injections, trop faibles pour amener un résultat thérapeutique, sont aussi trop faibles pour déterminer des réactions dangereuses.

Le premier principe du traitement arsenical est donc établi de façon précise :

*Le traitement de la syphilis par les injections intraveineuses de composés arsenicaux doit être commencé à faibles doses et les doses seront progressivement augmentées à chaque nouvelle injection.*

## 2° Doses à employer.

Ceci posé, voyons maintenant jusqu'à quelle limite on doit élever les doses des médicaments injectés.

Chez des individus ne présentant pas de tares organiques autres que leur syphilis, par conséquent chez des individus dont les émonctoires fonctionnent normalement; on peut arriver à injecter les composés arsenicaux à doses élevées sans déterminer aucun accident d'intolérance.

D'après Ehrlich, la dose toxique du Salvarsan est de 0 gr. 10 par kilogramme de poids vif chez les animaux de laboratoire, la dose toxique est de 0 gr. 15 pour le Néosalvarsan. Si on se basait sur ces données, on déduirait que la dose toxique pour un homme de poids moyen (60 kilogrammes) serait de 6 grammes d'Arsénobenzol et de 9 grammes de Novarsénobenzol. Or, il est absolument inutile d'approcher de telles doses, le coefficient toxique et le coefficient thérapeutique étant très différents ; d'après Ehrlich, la dose thérapeutique pour le lapin est de 0 gr. 01 par kilogramme pour l'Arsénobenzol et de 0 gr. 015 pour le Novarsénobenzol.

D'après Dupont ([1]), la dose toxique de l'Arsénobenzol

([1]) Dupont, *Traitement de la maladie du sommeil par deux composés arsenicaux nouveaux (Galyl et Ludyl).*

D<sup>r</sup> Lacapère.      12

varie beaucoup avec les différents animaux. Chez le chevreau qui, suivant ses expériences, présenterait aux composés arsenicaux une tolérance à peu près égale à celle de l'homme, la dose tolérée d'Arsénobenzol atteindrait environ 3 centigrammes par kilo, c'est-à-dire qu'une dose de 1 gr. 80 d'Arsénobenzol ou une dose de 2 gr. 70 de Novarsénobenzol seraient bien supportées par l'homme. Il ajoute que la tolérance des composés acides artificiellement alcalinisés comme l'Arsénobenzol, le Galyl acide, augmente beaucoup si on les alcalinise largement. Il semble, en effet, que les composés monosodiques de ces composés soient beaucoup moins bien supportés que les composés disodiques.

C'est d'ailleurs une des raisons qui militent en faveur de la supériorité des composés chimiquement neutres ou alcalins (Novarsénobenzol, Galyl sodique, Disodo-luargol, Cupro-luargol, Sulfarsénol), sur les composés acides.

J'ai personnellement employé des doses de 0 gr. 60 d'Arsénobenzol et des doses de 1 gr. 20 de Novarséno-benzol sans inconvénient. Ces doses, qui sont très au-dessous des doses toxiques, me paraissent sans danger chez l'homme ; mais je répète, et je ne saurais trop insister sur ce point, que des doses absolument insuffisantes pour déterminer des accidents chez un individu sain, peuvent devenir dangereuses pour le même individu s'il a la syphilis. Pour pouvoir injecter ces doses sans danger à un syphilitique, il faut donc réaliser certaines conditions que je vais exposer.

J'ai longuement insisté sur les causes qui provoquent les accidents au cours du traitemnet arsenical, en particulier sur la réaction congestive locale, qui constitue à mon sens le danger le plus redoutable pour le syphilitique traité par les composés arsenicaux, si cette réaction se localise sur des viscères importants. Nous avons vu que la réaction congestive n'est réellement à craindre que si on injecte au début des doses trop élevées. Il en résulte que, pour traiter un syphilitique sans lui faire courir de risques, les doses doivent être élevées *très progressivement*, de façon que la réaction congestive ne puisse plus se produire quand on arrive aux fortes doses. A ce moment, le malade a perdu cette sensibilité spéciale aux arsenicaux provoquée par la syphilis et il se comporte vis-à-vis de ces produits comme un individu sain.

On se demandera peut-être, dans ces conditions, quelle raison exige qu'on élève les doses au lieu de se maintenir constamment aux doses faibles insuffisantes pour déterminer des réactions. C'est que la destruction totale des micro-organismes ne peut être effectuée que si on attaque ceux-ci d'une façon très énergique.

On admettra bien, théoriquement, sachant la rapidité d'élimination des composés arsenicaux, qui normalement disparaissent de l'organisme en deux ou trois jours, que le médicament doive être injecté à forte dose si on veut le faire pénétrer dans des tissus où la vascularisation est très minime. Pratiquement, nous avons tous constaté combien il est difficile d'obtenir avec de petites doses la disparition des accidents tenaces. Les récents essais de Labbé et Gendron sur le traitement de la syphilis par les arsenicaux employés à doses faibles et répétées ont montré l'inefficacité de ce procédé ([1]).

Résumons donc la progression des doses à employer avec les différents composés arsenicaux.

**Arsénobenzol.** — Si on a le soin de commencer par des doses de 0 gr. 10 et en élevant régulièrement par quantités de 0 gr. 10 la quantité du produit injecté, on peut aller, sans faire courir de risque au malade, jusqu'à des doses de 0 gr. 60 à 0 gr. 80.

Je ne dépasse habituellement pas la dose de 0 gr. 60, que j'atteins après avoir élevé progressivement de 0 gr. 10 la quantité de sel administrée à chaque injection. Les

([1]) *Bull. de la Soc. méd. des hôp.*, 1915.

résultats sont supérieurs à ceux que l'on obtient avec des injections de Novarsénobenzol poussées jusqu'à la dose de 1 gr. 20. Le D$^r$ Queyrat, qui ne dépasse habituellement pas la dose de 0 gr. 50 à 0 gr. 60 d'Arsénobenzol, a exposé les excellents résultats que lui donne l'emploi de ce composé [1]. .

J'ai indiqué, en étudiant ce composé, les inconvénients qu'on peut lui reprocher ; je n'y reviendrai pas ici.

**Novarsénobenzol.** — Dans presque tous les cas, on peut pousser la progression des doses jusqu'à 1 gr. 20, à condition de commencer la médication par des doses de 0 gr. 15 et en augmentant de 0 gr. 15 à chaque nouvelle injection. Il n'y a même aucun inconvénient, lorsqu'on a élevé les quatre ou cinq premières doses par quantités de 0 gr. 15, à élever la dose des dernières injections par quantités de 0 gr. 30, sans toutefois dépasser, chez un homme de poids moyen, la dose de 1 gr. 20.

**Galyl.** — Au-dessus de 0 gr. 40, les injections de Galyl m'ont paru mal tolérées. Il est donc prudent de se limiter à cette dose qu'on atteindra en débutant par des doses de 0 gr. 10 et même de 0 gr. 05 si la localisation des accidents exige une prudence particulière.

**Disodo-luargol, Cupro-luargol.** — Les doses de 0 gr. 30 à 0 gr. 40 m'ont toujours paru bien tolérées. De l'avis de Danysz, elles ne doivent pas être aujourd'hui dépassées. Je m'y suis donc limité et j'estime que c'est précisément à la faible quantité du produit injecté qu'on doit attribuer l'infériorité des résultats obtenus avec le Luargol, par comparaison avec les résultats que donnent les séries de Novarsénobenzol poussées jusqu'à 1 gr. 20.

**Sulfarsénol.** — La gradation des doses se fait par

[1] *Bull. de la Soc. de Derm. et de Syph.*, mai 1919.

0 gr. 06 (0 gr. 06, 0 gr. 12, 0 gr. 18, etc., jusqu'à 0 gr. 48). Ce composé est bien toléré et certains spécialistes rapprochent beaucoup les injections, qu'ils administrent tous les deux ou trois jours. La quantité du médicament injecté en une série de huit à dix piqûres reste beaucoup plus faible que lorsqu'on utilise le Novarsénobenzol, aussi je considère comme indispensable de multiplier le nombre des injections quand on emploie ce composé.

### 3° Séries de piqûres.

Il nous reste encore à étudier le nombre des piqûres qui doivent être faites en série et l'intervalle à laisser entre chaque injection.

A. *Séries de piqûres.* — Parmi ceux qui se proposent de pousser le traitement antisyphilitique jusqu'à l'obtention d'une séro-réaction définitivement négative, certains spécialistes continuent les injections sans interruption jusqu'à ce que le résultat sérologique soit obtenu. D'autres se limitent et, après un certain nombre d'injections faites en série, laissent au malade une période de repos avant de continuer le traitement.

Comme la majeure partie des syphiligraphes à l'heure actuelle, je donne la préférence au second procédé et voici pourquoi :

Certains des composés arsenicaux les plus employés, comme le Novarsénobenzol, occasionnent des troubles digestifs ou hépatiques tardifs. Une période de repos, succédant à une série de piqûres, permet de s'assurer que l'élimination du médicament s'est faite normalement et, si un ictère survient, il sera moins grave que si les injections avaient été continuées sans interruption jusqu'à son apparition.

De plus, nous savons que les modifications sérologiques déterminées par le traitement ne se produisent pas immédiatement, mais demandent deux ou trois semaines pour s'affirmer (voy. p. 133).

Un repos de trois à quatre semaines après la série de piqûres a donc le double avantage de permettre de s'assurer que la médication ne provoque aucun trouble tardif et de laisser aux modifications sérologiques le temps de se manifester.

Je rappelle que les modifications de la séro-réaction peuvent n'être que passagères. Il s'ensuit que, si la séro-réaction n'est pas encore totalement négative, on a avantage à ne pas prolonger la période de repos assez longtemps pour que l'amélioration sérologique qui s'est produite ait le temps de disparaître.

Lorsque la séro-réaction n'est pas devenue complètement négative, on limitera donc la période de repos à trois ou quatre semaines, puis on reprendra une nouvelle série d'injections.

L'atténuation de l'infection syphilitique déterminée par la première ou par les premières séries de piqûres permet, au moment de la reprise du traitement, de commencer par des doses un peu plus élevées ; il est cependant prudent de ne pas dépasser 0 gr. 30 de Novarsénobenzol ou des doses correspondantes des autres composés arsenicaux (0 gr. 20 d'Arsénobenzol, 0 gr. 10 de Galyl ou de Luargol).

Certains spécialistes cependant, au moment des reprises du traitement, commencent par des doses de 0 gr. 60 de Novarsénobenzol et poussent jusqu'à 1 gr. 50. C'est une opinion individuelle et, bien que ne partageant pas leur façon de faire que je considère comme dangereuse, j'insiste sur ce fait, qu'il n'existe, en ce qui concerne le traitement de la syphilis par les arsenicaux, aucun dogme intangible en dehors duquel il n'y ait point de salut. Je ne donne ici que des indications générales, et il est hors de doute que chacun est maître de modifier ses procédés suivant les résultats de son expérience. Il ne peut pas davantage être question d'un mode opératoire identique pour tous ceux qui emploient les arsenicaux, qu'on ne pouvait autrefois l'imposer à ceux qui traitaient leurs malades par le mercure.

Le seul point sur lequel j'estime qu'on doive être intran-
sigeant, c'est sur la nécessité d'atteindre la guérison sérologique une fois qu'on a blanchi les accidents, car c'est là
l'avantage véritable que le traitement arsenical présente
sur le traitement mercuriel.

Pour nous résumer, nous dirons que les injections seront
faites à doses croissantes, qu'on les répétera régulièrement en séries ; ces séries d'injections seront séparées par
des périodes de repos de trois à quatre semaines et poursuivies jusqu'à l'obtention d'une séro-réaction totalement
négative.

Afin de me garantir, autant que possible, contre les récidives sérologiques, je demande même aux malades qui
ont atteint la séro-réaction totalement négative de se
soumettre encore à une série de piqûres, car j'ai trop souvent constaté le retour à la séro-réaction positive quand
on suspendait le traitement aussitôt le résultat négatif
obtenu, pour ne pas chercher à éviter ce retour offensif de
la syphilis.

B. *Nombre de piqûres.* — La question du nombre de
piqûres dont la série doit se composer est diversement
résolue. Certains limitent à cinq ou six le nombre des
piqûres d'une série. D'autres poussent beaucoup plus
loin.

Prenant pour type le traitement par le Novarsénobenzol,
où l'on débute par doses de 0 gr. 15 à 0 gr. 30, on peut
pousser les injections jusqu'à 1 gr. 20 en augmentant
chaque fois de 0 gr. 15. Pour arriver à 1 gr. 20 en partant
de 0 gr. 15, on sera amené à faire une série de huit injections, et on injectera ainsi un total de 5 gr. 40 de Novarsénobenzol. C'est une quantité qui permet une action déjà
profonde sur les accidents et parfois sur la séro-réaction,
et c'est pourquoi je me suis rallié à ce chiffre de huit injections par série.

Lorsqu'on augmente, au moment des dernières injections, la quantité de produit injecté de 0 gr. 30 au lieu

d'augmenter de 0 gr. 15, on fait les deux ou trois dernières injections à la même dose afin de ne pas dépasser 1 gr. 20 de Novarsénobenzol par injection. Cette modification augmente assez notablement le poids du médicament injecté pendant la série, poids qui peut ainsi atteindre 7 grammes, mais il est préférable de n'augmenter de cette façon la quantité du produit injecté qu'à la seconde série et aux séries ultérieures.

Voici quelques types de séries d'injections :

*Novarsénobenzol.*

| 1<sup>re</sup> SÉRIE | | SÉRIES ULTÉRIEURES | |
|---|---|---|---|
| 1<sup>re</sup> injection. . . . . | 0 gr. 15 | 1<sup>re</sup> injection. . . . . | 0 gr. 30 |
| 2<sup>e</sup> — . . . . . | 0 gr. 30 | 2<sup>e</sup> — . . . . . | 0 gr. 45 |
| 3<sup>o</sup> — . . . . . | 0 gr. 45 | 3<sup>e</sup> — . . . . . | 0 gr. 60 |
| 4<sup>e</sup> — . . . . . | 0 gr. 60 | 4<sup>e</sup> — . . . . . | 0 gr. 90 |
| 5<sup>e</sup> — . . . . . | 0 gr. 75 | 5<sup>e</sup> . — . . . . | 1 gr. 20 |
| 6<sup>e</sup> — . . . . . | 0 gr. 90 | 6<sup>e</sup> — . . . . . | 1 gr. 20 |
| 7<sup>e</sup> — . . . . . | 1 gr. 05 | 7<sup>e</sup> — . . . . . | 1 gr. 20 |
| 8<sup>e</sup> — . . . . . | 1 gr. 20 | 8<sup>e</sup> — . . . . . | 1 gr. 20 |
| Total du médicament injecté . . . . . | 5 gr. 40 | Total . . . | 7 gr. 05 |

*Arsénobenzol.*

| 1<sup>ro</sup> SÉRIE | | SÉRIES ULTÉRIEURES | |
|---|---|---|---|
| 1<sup>re</sup> injection. . . . . | 0 gr. 10 | 1<sup>re</sup> injection. . . . . | 0 gr. 20 |
| 2<sup>e</sup> — . . . . . | 0 gr. 20 | 2<sup>e</sup> — . . . . . | 0 gr. 30 |
| 3<sup>e</sup> — . . . . . | 0 gr. 30 | 3<sup>e</sup> — . . . . . | 0 gr. 40 |
| 4<sup>e</sup> — . . . . . | 0 gr. 40 | 4<sup>e</sup> — . . . . . | 0 gr. 50 |
| 5<sup>e</sup> — . . . . . | 0 gr. 50 | 5<sup>e</sup> — . . . . . | 0 gr. 60 |
| 6<sup>e</sup> — . . . . . | 0 gr. 60 | 6<sup>e</sup> — . . . . . | 0 gr. 60 |
| 7<sup>e</sup> — . . . . . | 0 gr. 60 | 7<sup>c</sup> — . . . . . | 0 gr. 60 |
| 8<sup>e</sup> — . . . . . | 0 gr. 60 | 8<sup>e</sup> — . . . . . | 0 gr. 60 |
| Total du médicament injecté . . . . . | 3 gr. 30 | Total. . . | 3 gr. 80 |

Chaque fois que les malades accuseront des phénomènes d'intolérance légère, on aura soin d'éviter l'augmentation des doses, mais on pourra prolonger la série d'injections pour ne pas réduire le total du médicament injecté. Si les phénomènes d'intolérance se reproduisent ou s'aggravent, on passera à un autre composé.

*Galyl.*

| 1re SÉRIE | | SÉRIES ULTÉRIEURES. | |
|---|---|---|---|
| 1re injection. | 0 gr. 05 | 1re injection. | 0 gr. 20 |
| 2e — | 0 gr. 10 | 2e — | 0 gr. 30 |
| 3e — | 0 gr. 20 | 3e — | 0 gr. 40 |
| 4e — | 0 gr. 30 | 4e — | 0 gr. 40 |
| 5e — | 0 gr. 40 | 5e — | 0 gr. 40 |
| 6e — | 0 gr. 40 | 6e — | 0 gr. 40 |
| 7e — | 0 gr. 40 | 7e — | 0 gr. 40 |
| 8e — | 0 gr. 40 | 8e — | 0 gr. 40 |
| Total du médicament injecté. (1) | 2 gr. 25 | Total (1) | 2 gr. 90 |

Ces indications sont toutes théoriques, car le Galyl, comme je l'ai dit plus haut, est souvent mal toléré lorsqu'on atteint des doses de 0 gr. 40, et on est alors obligé, pour éviter la réaction fébrile et la fatigue que ces doses déterminent chez les malades, de réduire à 0 gr. 20 ou 0 gr. 30 et de multiplier les injections pour arriver à injecter la même quantité globale du produit. Encore les résultats sont-ils inférieurs à ceux que l'on obtient avec le Novarsénobenzol manié suivant les indications ci-dessus.

*Disodo-Luargol. Cupro-Luargol.*

| 1re SÉRIE | | SÉRIES ULTÉRIEURES | |
|---|---|---|---|
| 1re injection. | 0 gr. 10 | 1re injection. | 0 gr. 15 |
| 2e — | 0 gr. 15 | 2e — | 0 gr. 20 |
| 3e — | 0 gr. 20 | 3e — | 0 gr. 25 |
| 4e — | 0 gr. 25 | 4e — | 0 gr. 30 |
| 5e — | 0 gr. 30 | 5e — | 0 gr. 35 |
| 6e — | 0 gr. 35 | 6e — | 0 gr. 40 |
| 7e — | 0 gr. 40 | 7e — | 0 gr. 40 |
| 8e — | 0 gr. 40 | 8e — | 0 gr. 40 |
| Total du médicament injecté (1) | 2 gr. 15 | Total. | 2 gr. 45 |

Ces doses de Luargol m'ont paru insuffisantes pour obtenir des résultats équivalents à ceux que nous donne le Novarsénobenzol employé aux doses ci-dessus indiquées, mais je n'ai pas voulu les dépasser dans les conditions

(1) La quantité totale de Galyl injecté en huit piqûres me paraît un peu faible. Quand j'utilise ce sel, je pousse en général la série plus loin, de façon à injecter au total 3 gr, 50 à 4 grammes de Galyl.

d'expérimentation actuelle. Je conseille donc, lorsqu'on emploie le Disodo-Luargol, de faire quelques injections supplémentaires, comme je l'ai recommandé pour le Galyl, afin d'arriver à injecter un poids total d'environ 4 grammes du produit.

*Sulfarsénol.* — Comme le composé précédent, le Sulfarsénol est injecté à doses faibles; il est donc prudent de prolonger la série pour atteindre un total de 3 à 4 grammes de sel.

| | | | | |
|---|---|---|---|---|
| 1re injection | . . . . 0 gr. 06 | 7e injection | . . . . . | 0 gr. 36 |
| 2e — | . . . . . 0 gr. 12 | 8e — | . . . . . | 0 gr. 42 |
| 3e — | . . . . . 0 gr. 18 | 9e — | . . . . . | 0 gr. 48 |
| 4e — | . . . . . 0 gr. 18 | 10e — | . . . . . | 0 gr. 48 |
| 5e — | . . . . . 0 gr. 24 | 11e — | . . . . . | 0 gr. 48 |
| 6e — | . . . . . 0 gr. 30 | 12e — | . . . . . | 0 gr. 48 |

Les séries ultérieures pourront être commencées à la dose de 0 gr. 12.

C. *Espacement des injections.* — On pratique habituellement les injections arsenicales intraveineuses à une semaine d'intervalle. C'est là un laps de temps commode, suffisant pour l'élimination complète du produit qui a été injecté, et il n'est pas nécessaire de laisser, entre les dernières injections de la série, celles qui par conséquent sont faites à hautes doses, un laps de temps supérieur à une semaine.

Cette période de repos peut être notablement réduite pour les premières injections, lorsqu'on les fait à doses réduites, précaution que j'estime indispensable.

Quels sont les dangers que peut faire courir le rapprochement des premières injections ?

1º On peut redouter l'accumulation du médicament. Or, quand on commence le traitement à très faibles doses, le poids du composé injecté est tellement au-dessous de la dose toxique que, si même la seconde injection était faite avant l'élimination complète de la première, le malade ne courrait pas de danger pour cela. C'est ainsi qu'une dose de 0 gr. 10 et une dose de 0 gr. 15 de Novarséno= benzol, injectées à quarante-huit heures d'intervalle, ne peuvent faire courir au malade plus de danger d'intoxication qu'une dose de 0 gr. 25 injectée en une seule fois. J'estime même que le malade qui reçoit 0 gr. 25 en deux fois court moins de danger que celui qui reçoit la même dose d'un seul coup, car cette réduction des doses permet l'élimina- tion d'une partie de la première injection avant que la seconde ne soit faite et, d'autre part, cette pratique, qui rappelle le procédé des doses vaccinales de Besredka et de Danysz, augmente la tolérance de l'organisme pour le médicament.

2° On peut invoquer encore contre le rapprochement des premières injections le danger de la rétention possible chez les malades dont l'excrétion rénale est insuffisante ; mais, dans ce cas, les phénomènes toxiques se produisent dans les quelques heures qui suivent l'injection, bien assez tôt pour qu'on puisse suspendre le traitement.

3° Enfin, et c'est à mes yeux l'objection qui a le plus de valeur, on peut invoquer le danger de la réaction conges- tive locale ou réaction d'Herxheimer qui pourrait être aggravée par une seconde injection trop hâtive. Mais nous avons vu que la réaction d'Herxheimer se manifeste dès le lendemain de l'injection et que, d'autre part, elle est à peu près annulée quand on emploie au début du traitement les doses très faibles que nous recommandons.

J'estime donc que l'on peut rapprocher sans inconvé- nient les premières injections quand elles sont faites à doses très minimes et que, loin d'être nuisible, ce procédé augmente la tolérance des injections, comme la méthode des injections de sérums animaux à doses fractionnées rend ce produit inoffensif même chez des individus pré- disposés à l'anaphylaxie.

Il suffira de laisser, comme intervalle d'élimination, un jour par 0 gr. 10 de Novarsénobenzol injecté (ou par quantité correspondante des autres produits arsenicaux),

avec un minimum de deux jours de repos après les premières injections.

J'emploie ce procédé depuis fort longtemps sans le
moindre inconvénient et il me permet de réduire actuellement la durée du traitement et, par suite, la durée de
l'hospitalisation des malades qui sont traités dans les formations sanitaires.

Je donne ci-dessous le tableau des doses que j'emploie
le plus ordinairement et l'espacement des injections.

    1re injection........  0 gr. 15 de Novarsénobenzol ([1]).
        2 jours de repos.
    2e injection.........  0 gr. 30          —
        3 jours de repos.
    3e injection.........  0 gr. 45          —
        5 jours de repos.
    4e injection..........  0 gr. 60          —
        6 jours de repos.

Toutes les autres injections seront également faites
après six jours de repos, soit à une semaine d'intervalle.

Le procédé des doses faibles et rapprochées que j'emploie au début du traitement a d'ailleurs été expérimenté
par Labbé et Gendron qui ont reconnu l'innocuité des
doses faibles et répétées, mais qui leur ont aussi reconnu
une efficacité très inférieure à celle des grosses doses ;
aussi doit-on arriver progressivement aux doses élevées
qui, seules, permettront d'atteindre régulièrement la guérison sérologique de la syphilis.

Dans certains cas cependant, par exemple dans les localisations nerveuses de la syphilis, on a préconisé les doses
faibles et rapprochées poursuivies pendant longtemps
(A. Sicard). On arriverait ainsi à la sédation progressive
de certains symptômes qui s'exaspèrent souvent sous l'influence de la réaction congestive locale, quand on atteint
les doses élevées des composés arsenicaux.

Le Sulfarsénol, qui est ordinairement très bien toléré,

_____

([1]) Le tableau d'emploi des autres composés est facile à déduire de
celui-ci.

peut être injecté tous les deux jours, tant que l'on ne dépasse pas les doses de 0 gr. 06 à 0 g. 12, puis on espacera de quatre en quatre jours les doses de 0 gr. 18 à 0 gr. 30, et enfin on injectera à des intervalles d'une semaine les fortes doses du produit.

### INJECTIONS INTRAMUSCULAIRES

Récemment le Sulfarsénol a été essayé en injections intramusculaires et paraît donner de bons résultats [1]. MM. Lévy-Bing et Gerbay ont adopté la technique suivante :

Dissoudre le Sulfarsénol dans l'eau distillée stérilisée, à la dose de 0 gr. 06 par centimètre cube, si la dose à injecter ne dépasse pas 0 gr. 24. S'il s'agit de doses plus fortes, dissoudre à raison de 0 gr. 12 par centimètre cube d'eau.

Pratiquer des injections intramusculaires dans la partie supérieure de la fesse. Les doses croîtront progressivement de 0 gr. 06 par injection et seront espacées de deux en deux jours au début, puis de trois en trois jours, ou de quatre en quatre jours. Les auteurs n'ont pas dépassé la dose maxima de 0 gr. 48.

Dans un cas d'accident primitif traité avant que la séro-réaction fût positive, ils ont pu guérir le chancre avec dix injections et empêcher que la séro-réaction devînt ultérieurement positive. Dans plusieurs cas d'accidents secondaires, ils ont obtenu le blanchiment par une série d'une dizaine d'injections, mais sans arriver à négativer la réaction de Bordet-Wassermann.

Ils estiment que les injections intramusculaires de Sulfarsénol peuvent rendre de grands services, car elles n'entraînent pas les réactions immédiates ou tardives des injections intraveineuses. La douleur causée par l'injection serait parfois nulle et ne durerait pas plus de quarante-huit heures dans les cas habituels.

Il est difficile de se prononcer encore sur l'efficacité du

[1] VERNAUX et BERNARD, *Le Scalpel*, 28 décembre 1919. — LÉVY-BING et GERBAY, *Ann. des mal. vén.*, janvier 1920.

Sulfarsénol employé en injections intramusculaires ; il semble bien supporté et peut, sans avoir l'efficacité des composés employés en injections intraveineuses (particulièrement de l'Arsénobenzol), permettre d'instituer un traitement arsenical quand on n'est pas outillé pour pratiquer les injections intraveineuses.

A ce titre, le procédé est intéressant à signaler.

Dans certains cas, le D<sup>r</sup> Sicard emploie également le Novarsénobenzol en injections sous-cutanées, du moins aux doses faibles et répétées qu'il utilise pour traiter les syphilis nerveuses.

### TRAITEMENT DE LA SYPHILIS HÉRÉDITAIRE OU ACQUISE CHEZ L'ENFANT

Chez le nouveau-né et chez l'enfant, il est évident que les doses indiquées ci-dessus seraient trop élevées.

Je ne veux pas entrer ici dans de grands détails, mais j'attirerai l'attention sur ce fait qu'habituellement on cesse beaucoup trop tôt la médicamentation anti-syphilitique chez les enfants. On se borne presque toujours au blanchiment des accidents. C'est faire la même faute qu'on faisait autrefois chez l'adulte. L'erreur est peut-être plus préjudiciable encore, car la syphilis, évoluant avant que le développement des organes ne soit achevé, peut produire des malformations définitives, qu'il s'agisse de syphilis acquise ou de syphilis héréditaire.

*Le grand principe, chez l'enfant comme chez l'adulte, sera donc de poursuivre le traitement, après qu'on aura obtenu le blanchiment des accidents, jusqu'à la guérison sérologique de la syphilis.*

Pour le traitement de l'enfant, je recommande particulièrement le Novarsénobenzol, qui est actuellement le mieux connu et le plus maniable des composés arsenicaux. Le Sulfarsénol est également un produit qui peut être avantageusement employé.

Les doses à injecter seront calculées d'après le poids de l'enfant, de façon à correspondre aux doses de l'adulte.

On pourra donc injecter par kilogramme de poids vif :

*Novarsénobenzol.*

|  |  |  |  |  |
|---|---|---|---|---|
| 1/4 de centigramme pour la 1re injection. |  |  |  |  |
| 1/2 | — | — | 2e | — |
| 3/4 | — | — | 3e | — |
| 1 | — | — | 4e | — |
| 1 1/4 | — | — | 5e | — |
| 1 1/2 | — | — | 6e | — |
| 1 3/4 | — | — | 7e | — |
| 2 | — | — | 8e | — |

L'intégrité complète des émonctoires chez l'enfant rend ces doses plus faciles à tolérer pour lui que des doses proportionnelles pour l'adulte.

Les phénomènes d'intolérance que l'on peut constater chez l'adulte (crises nitritoïdes, vomissements, éruptions, etc...) ne s'observent jamais chez l'enfant.

En résumé, qu'il s'agisse d'adultes ou d'enfants, le traitement arsenical de la syphilis peut être institué de la façon suivante :

*Injections intraveineuses en série.*

*Doses progressivement croissantes, très faibles au début, fortes à la fin.*

*Repos de trois à quatre semaines entre les séries successives.*

*Poursuite du traitement jusqu'à obtention d'une séroréaction négative et série supplémentaire de sécurité.*

*Traitement ultérieur, complémentaire, au mercure, si on le juge utile.*

## SOINS ET SURVEILLANCE ULTÉRIEURS. — SIGNES DE GUÉRISON DE LA SYPHILIS. — MARIAGE DES SYPHILITIQUES.

Quand l'effet du traitement a amené la séro-réaction à devenir négative, celle-ci, comme je l'ai exposé plus haut, peut ultérieurement redevenir positive. Il est à supposer que les microorganismes, incomplètement détruits par le produit injecté, viennent à repulluler et la fréquence de ces récidives sérologiques m'a conduit, ainsi que je l'ai dit plus haut, à faire une série d'injections supplémentaires, une fois le résultat sérologique obtenu.

Lorsqu'on est parvenu à faire disparaître tous les symptômes cliniques et sérologiques de la syphilis, on doit pousser plus loin les investigations. On a pu, en effet, constater quelquefois que, malgré l'apparence et la persistance d'une séro-réaction négative, il peut demeurer des foyers latents de microorganismes susceptibles de provoquer des lésions viscérales, en particulier des lésions des centres nerveux, sans que la séro-réaction redevienne positive dans le sang (Joltrain).

Aussi est-il indispensable de vérifier par la ponction lombaire et par l'étude sérologique. cytologique et chimique du liquide céphalo-rachidien, l'état des centres nerveux avant d'abandonner le traitement.

On peut faire la ponction lombaire immédiatement après avoir constaté que la séro-réaction est devenue absolument négative et ne suspendre le traitement que si cette épreuve est également négative.

On peut aussi reculer la ponction lombaire au moment où on a acquis la conviction que la séro-réaction est devenue définitivement négative dans le sang. Après avoir obtenu une séro-réaction totalement négative, on vérifiera donc la persistance du résultat par des prélèvements faits d'abord de mois en mois, puis de deux mois en deux mois.

Si la séro-réaction se maintient négative pendant une année sans aucun traitement, il semble bien, dans l'état actuel de nos connaissances, qu'elle ne doive pas se modifier ultérieurement et qu'elle soit définitivement négative.

On peut, par prudence, faire l'épreuve de la réactivation.

Si, au cours de ces épreuves, la séro-réaction fléchit et redevient positive à un moment quelconque, on doit reprendre le traitement jusqu'à ce qu'on obtienne un résultat totalement négatif et remettre ensuite le malade en observation sérologique.

Si, au contraire, toutes ces épreuves restent négatives, on doit alors faire l'examen du liquide céphalo-rachidien, si celui-ci n'a pas été fait plus tôt.

Si cet examen est également négatif, tous les symptômes cliniques et sérologiques étant négatifs, on peut considérer le malade comme guéri jusqu'à preuve du contraire et agir en conséquence.

Au cours des années ultérieures, il est bon, par prudence, de vérifier de temps en temps la séro-réaction. Une recherche faite tous les deux ans permet de s'assurer que le résultat sérologique s'est entièrement maintenu.

Il est intéressant également de s'assurer que le liquide céphalo-rachidien ne subit pas de modifications tardives. Le Dr Ravaut a montré ([1]) que c'est vers la quatrième et la dixième année après le début de la syphilis que la ponction lombaire a chance de révéler une atteinte encore silencieuse de l'axe nerveux. Si ces épreuves sont négatives, la syphilis nerveuse a toutes chances d'être évitée.

J'autorise donc à se marier les malades dont la séro-réaction est restée totalement négative depuis un an, après la suppression du traitement, et dont le liquide céphalo-rachidien est normal ; je n'ai eu jusqu'à présent aucun accident à déplorer chez leurs femmes ni chez leurs enfants, je n'ai observé dans ces conditions aucun cas de transmission directe ni de transmission héréditaire de la syphilis.

Ce traitement, si court qu'il soit quand on le compare à l'ancien traitement mercuriel de quatre années, donne cependant beaucoup plus de garanties pour l'avenir.

Certains spécialistes font suivre par prudence le traitement arsenical d'un traitement mercuriel prolongé une fois les résultats sérologiques obtenus. Cette pratique ne peut apporter aucune preuve supplémentaire de la guérison de la syphilis, puisque la guérison clinique et sérolo-

([1]) P. Ravaut, Quand doit-on analyser le liquide céphalo-rachidien d'un syphilitique ? (*Presse méd.*, 8 octobre 1919).

Dr Lacapère. 13

gique est déjà obtenue ; c'est seulement pour être plus sûr de protéger les malades contre un retour offensif de la syphilis qu'ils agissent ainsi.

Cette pratique a chance d'empêcher les accidents spécifiques tardifs qui apparaissent quelquefois bien que la séro-réaction reste négative. Elle a en outre l'avantage de contre-balancer les effets indirects de la syphilis sur l'organisme ; cette affection peut, surtout chez des prédisposés, favoriser la sclérose artérielle, la sclérose rénale. Des cures très espacées de mercure et d'iodure de potassium constituent une médication de défense et peuvent être conseillées au même titre qu'une cure hydrominérale à Vichy est prescrite de temps en temps à ceux dont le foie a présenté des signes d'insuffisance passagère.

Le traitement mercuriel complémentaire constitue enfin une sorte d'assurance contre les erreurs de la séro-réaction, erreurs toujours possibles, et il vaut mieux imposer au malade des précautions superflues que de lui faire courir un risque que l'on peut amoindrir.

## THÉRAPEUTIQUE PARTICULIÈRE A CHAQUE PÉRIODE DE LA SYPHILIS

### 1° Syphilis primaire.

On considère ordinairement comme période primaire la période qui s'étend depuis l'apparition du chancre jusqu'à l'éclosion des accidents secondaires, c'est-à-dire la période où les accidents cliniques sont encore localisés. Mais cette conception purement clinique doit céder la place à une conception bactériologique. En d'autres termes, on doit considérer que la période primaire de la syphilis commence le jour de l'inoculation du tréponème et se termine le jour où l'infection se généralise à toute l'économie.

Le début de la période primaire ainsi comprise est encore impossible à préciser autrement que par les commémoratifs, l'inoculation ne provoquant aucune modification clinique, bactériologique ou humorale décelable par les procédés dont nous disposons actuellement.

Il n'en est pas de même pour la fin de la période primaire, bactériologiquement comprise ; celle-ci se termine au moment où le microorganisme infecte la totalité de l'économie, fait qui se manifeste par l'apparition d'une séro-réaction positive.

Tant que l'infection est localisée au chancre et aux ganglions satellites, tant que le microorganisme n'a pas franchi la barrière ganglionnaire, l'affection peut être éteinte sur place. Cette destruction *in situ* du microorganisme, à peu près impossible avant l'apparition des composés arsenicaux, est actuellement courante et, si on commence le traitement avant la généralisation de l'infection, on peut arriver à stériliser d'emblée la syphilis et en apporter la preuve sérologique (Voy. p. 199). C'est une des raisons pour lesquelles je déconseille formellement de perdre du temps en commençant le traitement d'un syphilitique primaire par quelques injections mercurielles avant de recourir aux composés arsenicaux.

Envisagée comme je viens de l'exposer, la période primaire bactériologique se divise en deux parties à peu près égales.

La première s'étend du jour de l'inoculation jusqu'à l'apparition de l'accident primitif. Elle dure en général de 21 à 26 jours. C'est la période d'incubation du chancre.

La seconde s'étend de l'apparition de l'accident primitif au moment où les tréponèmes, franchissant la barrière ganglionnaire, se disséminent dans tous les organes. Elle dure ordinairement de 13 à 25 jours.

Pour ne pas dérouter le lecteur en employant une division nouvelle, je rattacherai à la période primaire le laps de temps qui va de la généralisation du microorganisme à l'apparition des accidents secondaires, mais, à cette époque tardive de la période primaire clinique, le traitement doit être institué avec les mêmes précautions que si on l'institue seulement au cours de la période secondaire.

1º *Traitement pendant la période d'incubation.* — L'application du traitement pendant la période d'incubation du chancre est difficile à réaliser de façon courante.

Théoriquement, le traitement arsenical institué à cette époque doit agir sur les microorganismes en train de se multiplier silencieusement, beaucoup mieux encore qu'au moment où le chancre est constitué avec ses caractères cliniques. Le chancre n'est en effet qu'une infiltration cellulaire accompagnée d'une endo-périartérite qui oppose un obstacle à la pénétration du médicament par voie vasculaire. Au début, cet obstacle n'existant pas encore, le produit doit pénétrer plus aisément jusqu'au spirochète.

La première observation précise que je connaisse est due à mon collègue et ami le Dr Abrami.

Au cours de la campagne 1914-1918, ce médecin reçut la confidence de trois officiers qui avaient eu des rapports avec une femme qui présentait des symptômes nets de syphilis secondaire. A l'examen, on constatait chez elle une abondance de plaques muqueuses vulvaires et buccales.

Très effrayés des suites de leur imprudence, deux des officiers se soumettaient, sur le conseil du Dr Abrami, à une injection de Novarsénobenzol. Le troisième refusa cette intervention qu'il considérait comme dangereuse et fut atteint, dans les délais réglementaires, d'un chancre induré tandis que les deux autres échappaient à la contagion.

J'ai récemment traité par trois injections de Novarsénobenzol (0,15—0,30—0,45) la femme d'un malade atteint d'accident primitif. Elle est restée indemne malgré une série de rapprochements conjugaux qui avaient eu lieu avant la mise en traitement du mari.

Le Dr Laurent a pu protéger par ce même procédé un nourrisson allaité pendant plusieurs jours par une nourrice atteinte d'un chancre syphilitique du mamelon.

Ces faits, que nous avons déjà rapportés (¹), sont à rap-

---

(¹) LACAPÈRE et CH. LAURENT, Le traitement préventif du chancre syphilitique (*Bull. méd.*, 27 septembre 1919).

procher de constatations analogues dues au D$^r$ Émery
et d'observations récemment publiées par MM. Fournier
et Guénot(¹). La régularité du succès montre l'importance
de cette intervention thérapeutique précoce.

En conséquence, je n'hésiterais pas, chez un individu
ayant eu contact avec une personne présentant des accidents contagieux non douteux, à pratiquer une, deux ou
trois injections préventives de Novarsénobenzol.

2° *Traitement de la syphilis primaire avant généralisation.* — Tant que le microorganisme n'a pas franchi la
barrière ganglionnaire, par conséquent tant que la séro-
réaction est encore complètement négative dans le sang,
on est en droit d'espérer la guérison complète de la syphilis
par stérilisation du microorganisme sur place.

Quelques observations (Neisser, Wechselmann) ont
montré que, dès le début de la période primaire, un petit
nombre de tréponèmes filtraient et se disséminaient
dans les organes, mais cette dissémination est très minime
si on la compare à l'essaimage brutal qui se produit quand
cède la barrière ganglionnaire ; les rares tréponèmes qui
se sont répandus dans les organes au moment de l'apparition du chancre et peut-être même avant, pendant la
période silencieuse de l'incubation, et qui n'ont pas suffi
pour déterminer l'apparition d'une séro-réaction positive,
disparaissent facilement dès les premières injections.

Au début de la période primaire, le diagnostic ne
peut s'appuyer sur l'examen sérologique qui est encore
muet, mais on se rappellera que c'est surtout dans les
premiers jours de l'apparition du chancre, au moment où
l'adénopathie satellite n'existe pas encore, au moment où
les symptômes cliniques du chancre n'ont pas pris tous
leurs caractères, qu'on peut agir avec la certitude d'un
bon résultat. A cette époque, les microorganismes four-

(¹) Fournier et Guénot, Abortion de la syphilis par les Arsénobenzols
employés dès la période d'incubation (*Presse med.*, 1ᵉʳ octobre 1919).

millent dans l'accident primitif quand celui-ci n'a pas été soumis à des applications antiseptiques. L'examen microscopique et surtout ultra-microscopique a donc une haute valeur à ce moment. Dès qu'on se sera fait une conviction, c'est-à-dire le jour même de l'examen, on doit commencer le traitement. Par suite, quand on pose le diagnostic de chancre induré, on ne doit jamais attendre le résultat de l'examen sérologique pour commencer le traitement. On fait cependant un prélèvement de sang immédiatement avant la première injection, et c'est le résultat de la recherche sérologique qui dira si la syphilis est encore localisée et limitée au chancre ou si elle est déjà généralisée. Si donc le résultat de la recherche est négatif, on est fondé à attendre la *stérilisation d'emblée*.

Si on peut considérer comme fréquente la stérilisation de la syphilis attaquée au début de la période primaire, cette stérilisation est encore exceptionnelle quand la syphilis s'est généralisée (syphilis primaire à la période tardive, syphilis secondaire et tertiaire), malgré l'obtention de la séro-réaction définitivement négative et malgré les quelques cas de réinfection observés. Ces réinfections sont en effet beaucoup plus rares qu'à la période primaire et cela semble prouver qu'il persiste souvent des modifications humorales entraînant l'immunité ; il est difficile, par conséquent, de songer dans ces cas à la stérilisation complète de l'infection.

**Preuves de la stérilisation.** — Les preuves de la stérilisation de la syphilis primaire ainsi traitée dès le début sont de trois ordres :

1º *Preuves cliniques.* — Les syphilitiques primaires traités avant l'apparition d'une séro-réaction positive ne présentent pas d'accidents syphilitiques ultérieurs. J'ai actuellement traité dans ces conditions un certain nombre de malades que j'ai pu continuer à surveiller et dont aucun n'a jamais présenté, malgré la suppression définitive du traitement, aucun autre accident de syphilis.

2º *Preuves par les réinfections.* — Les réinfections qui se sont produites chez des malades traités au début de la période primaire sont déjà nombreuses. J'en ai publié un cas en 1912 ([1]). Emery, dans un mémoire datant de 1914, en a réuni environ quarante cas ([2]).

3º *Preuves sérologiques.* — La séro-réaction, chez les malades traités dans ces conditions, reste complètement et définitivement négative. C'est la meilleure preuve que l'infection syphilitique a été anéantie avant que le tréponème ait pu se multiplier et entraîner les réactions humorales qui apparaissent fatalement lorsque cette maladie évolue normalement, c'est-à-dire quand elle se généralise à toute l'économie.

*Conduite du traitement.* — Chez un syphilitique primaire, quand la séro-réaction, pratiquée en même temps que la première injection, a donné un résultat négatif, il y a avantage à la vérifier au cours de la série pour éviter toute erreur.

Il peut arriver en effet qu'au moment de la première injection, la barrière ganglionnaire vienne d'être franchie par le microorganisme, mais que celui-ci n'ait pas encore eu le temps de provoquer les réactions humorales qui rendent la séro-réaction positive. Le fait est rare, mais on doit en tenir compte. Si une seconde séro-réaction, pratiquée dans le cours de la série, se montre positive, le malade rentre dans la catégorie des malades traités à la période tardive de la syphilis primaire, c'est-à-dire après apparition de la séro-réaction positive.

Si, au contraire, la séro-réaction reste négative, on poursuivra la série d'injections sur le modèle que j'ai donné plus haut. On pratiquera donc huit injections à doses croissantes jusqu'à 1 gr. 20 si on emploie le Novarsénobenzol ; à doses correspondantes, si on emploie les autres composés arsenicaux (Voy. p. 184).

([1]) *Bull. de la Soc. de Dermat. et de Syph.*, 7 novembre 1912.
([2]) *Traitement abortif de la syphilis.* Paris, Vigot fr., 1914.

Les injections seront espacées comme je l'ai indiqué, et j'estime particulièrement utile, quand on intervient à ce moment précoce de l'infection syphilitique, le rapprochement des premières piqûres, car il faut frapper fort et frapper vite.

On est même autorisé, quand les commémoratifs, l'examen microscopique et les caractères cliniques sont d'accord pour vous faire penser qu'il s'agit d'une syphilis primaire tout à fait au début, à augmenter les premières doses et à injecter successivement 0 gr. 30, 0 gr. 45, 0 gr. 60 de Novarsénobenzol, etc.

A la fin de la première série de piqûres, la séro-réaction restant négative, on peut faire une seconde série de sécurité ou suspendre le traitement. J'estime qu'une série de piqûres à doses croissantes jusqu'à 1 gr. 20 est suffisante dans de tels cas, à condition qu'on puisse considérer comme absolument sûrs les résultats sérologiques sur lesquels on s'est basé.

Il est nécessaire, après ce traitement, de vérifier pendant quelques mois la séro-réaction par mesure de prudence afin de parer par la reprise du traitement à la menace d'une récidive, si une erreur sérologique avait été commise au début.

L'examen du liquide céphalo-rachidien n'est pas indispensable, car les altérations des centres nerveux ne se produisent pas à une période aussi précoce de l'infection. C'est cependant une précaution de plus, une preuve complémentaire de la stérilisation du malade, preuve qui est loin d'être insignifiante et, personnellement, je pratique toujours cette recherche dans de tels cas.

En résumé, le traitement appliqué au début de la syphilis primaire avant l'apparition de la séro-réaction positive permet d'atteindre à peu près sûrement la stérilisation de l'infection.

3° *Traitement de la syphilis primaire après généralisation.* — Quand la séro-réaction, pratiquée au moment de la première injection, se montre positive, on se trouve dans les mêmes conditions que si on traite un malade atteint de syphilis secondaire. Il faut cependant reconnaître qu'il est en général plus aisé d'atteindre la séro-réaction négative chez un syphilitique primaire que chez un syphilitique secondaire. C'est au début de la période secondaire en effet que la séro-réaction est le plus fortement positive, et que, par conséquent, les résultats sérologiques sont le plus difficiles à obtenir.

A la période tardive de la syphilis primaire, on instituera le traitement suivant les indications déjà données, c'est-à-dire qu'on pratiquera les séries d'injections à doses croissantes. Les premières injections seront faites à doses faibles (0 gr. 10 d'Arsénobenzol, 0 gr. 15 de Novarsénobenzol, 0 gr. 05 de Galyl, 0 gr. 10 de Disodo-Luargol ou de Cupro-Luargol, 0 gr. 06 de Sulfarsénol), car le malade peut se trouver à la veille de l'éclosion des accidents secondaires au moment où on entreprend le traitement et l'emploi de doses de début plus fortes pourrait provoquer une réaction congestive locale très violente. Il n'est pas exceptionnel de constater, le lendemain de la première injection, l'apparition d'une roséole encore latente qui se révèle sous l'influence de la première injection.

A la suite de la première série d'injections, on laisse trois à quatre semaines de repos, puis on pratique une nouvelle séro-réaction. On poursuit le traitement par séries successives basées sur le type donné plus haut, jusqu'à ce qu'on obtienne une séro-réaction complètement négative. On fait alors une série d'injections de sécurité, après laquelle un examen du liquide céphalo-rachidien montre si l'état des centres nerveux permet de suspendre le traitement en toute tranquillité. Si ce liquide n'est pas normal, on doit continuer le traitement jusqu'à disparition de toute modification due à la syphilis.

On attend alors, en surveillant la séro-réaction par des recherches effectuées d'abord de mois en mois, puis de deux en deux mois. Si elle reste négative pendant une année, on fait l'épreuve de la réactivation, puis on examine le liquide céphalo-rachidien. Si toutes ces recherches sont négatives, on est en droit de supprimer le traitement.

**En résumé**, on traitera de la façon suivante un syphilitique primaire présentant une séro-réaction positive :

Première série d'injections à doses croissantes (Novarsénobenzol 0 gr. 15 à 1 gr. 20).
Repos de trois à quatre semaines.
Séro-réaction.
Séries ultérieures à doses croissantes (Novarsénobenzol 0 gr. 30 à 1 gr. 20), jusqu'à séro-réaction complètement négative.
Série de sécurité.
Séro-réaction négative (si elle est positive, reprendre le traitement).
Examen du liquide céphalo-rachidien (s'il est positif, reprendre le traitement).
Observation sérologique pendant un an.
Réactivation et examen du liquide céphalo-rachidien.

## 2° Syphilis secondaire.

Au cours de la période secondaire se produisent fréquemment un certain nombre de localisations de l'infection, qui nécessitent une prudence particulière dans l'administration du traitement.

La réaction congestive locale peut, en effet, prendre une gravité exceptionnelle et mettre en danger la vie du malade, quand elle se localise sur des organes comme le cerveau ou les reins.

Il faut donc apporter un soin particulier à l'examen général du malade atteint de syphilis secondaire, et, si on constate des symptômes de méningite ou de néphrite, réduire les premières doses comme nous l'indiquerons plus loin.

Lorsque ces symptômes spéciaux font défaut et que la syphilis secondaire est réduite aux accidents cutanés ou muqueux, le traitement sera analogue à celui que j'ai conseillé pour le syphilitique primaire présentant une séro-réaction positive, c'est-à-dire :

Première série à doses croissantes (Novarsénobenzol 0 gr. 15 à 1 gr. 20).
Repos de trois à quatre semaines.
Séries ultérieures à doses croissantes (Novarsénobenzol 0 gr. 30 à 1 gr, 20), séparées par des périodes de repos de trois à quatre semaines et précédées d'une séro-réaction.
Pousser le traitement jusqu'à séro-réaction complètement négative.
Série de sécurité.
Ponction lombaire.

Si tout est négatif, surveiller la séro-réaction pendant un an, puis procéder à la réactivation et à un nouvel examen du liquide céphalo-rachidien.

Si la séro-réaction fléchit ou que l'examen du liquide céphalo-rachidien ne soit pas entièrement négatif, reprendre le traitement jusqu'à ce que le résultat soit obtenu, recommencer la surveillance sérologique et l'épreuve de réactivation, pour ne supprimer définitivement le traitement qu'après disparition de tout symptôme humoral de la syphilis.

**Cas particuliers.** — *Méningite syphilitique secondaire.*
— Lorsqu'on observe des signes de méningite secondaire, tels que de la raideur de la nuque, de l'inégalité pupillaire, ou même simplement des céphalées très violentes, de la photophobie, on doit réduire les premières doses pour éviter une réaction congestive locale dangereuse.

Si l'on emploie le Novarsénobenzol (et comme c'est le produit le plus maniable et l'un des mieux connus, c'est à lui que je conseille d'avoir recours dans des cas semblables), je recommande de débuter par des doses de 0 gr. 05, qu'on répétera tous les deux jours.

Après deux ou trois injections, on passera aux doses de 0 gr. 10, également espacées de deux en deux jours, puis aux doses de 0 gr. 15, 0 gr. 20, 0 gr. 30, qu'on éloignera progressivement.

On arrivera ainsi à faire disparaître les symptômes
inquiétants sans provoquer de réaction, et le malade ren-
trera dans la catégorie des syphilitiques secondaires ordinaires, dont j'ai parlé un peu plus haut.

Dans les cas de méningite secondaire, on attachera une
importance toute particulière à l'étude du liquide céphalo-
rachidien, et il sera prudent, une fois la séro-réaction
définitivement négative, de surveiller les centres nerveux
par des ponctions lombaires répétées, car beaucoup d'observateurs considèrent que cette atteinte précoce des
centres nerveux doit faire redouter les graves atteintes
tardives, telles que paralysie générale ou tabes.

*Néphrite secondaire.* — Les mêmes précautions sont à
recommander quand les urines d'un syphilitique secondaire
sont albumineuses. On peut cependant commencer le traitement par des doses de 0 gr. 10 de Novarsénobenzol et,
en général, passer rapidement aux doses de 0 gr. 15, 0 gr. 20,
0 gr. 30, etc...

L'albuminimètre permet de suivre les effets du traitement, et on n'est autorisé à élever les doses que si les injections agissent favorablement sur la quantité d'albumine.

On se rappellera que la réaction congestive locale provoque l'augmentation de la quantité d'albumine le jour
qui suit l'injection et qu'elle peut occasionner des accidents urémiques si elle est très violente. On devra donc
établir une courbe de la quantité des urines émises en
même temps que de leur teneur en albumine, pour guider
le traitement.

Enfin, les analyses complètes, la recherche du rapport
azoturique et l'étude de la perméabilité rénale sont indispensables lorsqu'on arrive aux doses élevées qu'il faut
atteindre pour rendre la séro-réaction négative et qu'on
veut éviter les accidents d'intoxication pouvant résulter
de la rétention des produits arsenicaux.

### 3° Syphilis tertiaire.

*Syphilis tertiaire cutanée.* — La cure sera basée sur le même principe que la cure de la syphilis secondaire, à savoir :

Séries d'injections à doses croissantes, séparées par des repos de trois à quatre semaines et précédées d'une séro-réaction.
Poursuivre jusqu'à séro-réaction complètement négative.
Série de sécurité.
Séro-réaction et ponction lombaire.
Surveillance sérologique pendant un an.
Réactivation, séro-réaction et ponction lombaire. Suppression du traitement si toutes ces recherches sont négatives.

Il arrive parfois que certains syphilitiques tertiaires présentent une séro-réaction positive que le traitement reste impuissant à transformer en réaction négative. Ces cas demandent une circonspection particulière et il est utile d'avertir les malades que leur infection demeure menaçante et qu'un traitement de sécurité, consistant en une ou deux séries annuelles d'injections mercurielles ou arsenicales, leur est utile pour prévenir les accidents tardifs, souvent redoutables par leur localisation sur le système nerveux.

**Cas particuliers.** — *Syphilis tertiaire des muqueuses.* — Les localisations muqueuses de la syphilis tertiaire nécessitent parfois des précautions un peu spéciales, à cause de l'intensité que peut prendre la réaction congestive locale. J'ai observé, après une injection de 0 gr. 15 de Novarsénobenzol faite chez un malade atteint de syphilis laryngée grave, une réaction congestive locale qui a provoqué de l'œdème glottique et a nécessité un tubage. Je conseille dorénavant, quand les lésions laryngées sont assez sérieuses pour provoquer du tirage, de faire, après l'injection, un tubage préventif qui évite l'obturation de la glotte par réaction congestive et qui empêche également l'atrésie laryngée par suite de cicatrisation vicieuse des lésions.

*Syphilis tertiaire nerveuse, cardiaque, rénale.* — De grandes précautions sont nécessaires dans tous ces cas pour éviter les désordres que peut déterminer la réaction congestive locale ou réaction d'Herxheimer. Dans le cas de myélite syphilitique, la réaction congestive peut provoquer des hématomyélies ; dans le cas de syphilis cardio-artérielle, on peut observer de véritables crises d'asystolie mortelle ; dans le cas de syphilis rénale, il peut se produire des phénomènes urémiques qui entraînent rapidement la mort.

Dans tous ces cas, on observera la même prudence que dans les localisations nerveuses de la syphilis secondaire, c'est-à-dire qu'on emploiera au début des doses infinitésimales (0 gr. 05 à 0 gr. 10 de Novarsénobenzol) et qu'on n'augmentera pas ces doses sans s'être assuré qu'elles ne déterminent aucun accident et que l'état du malade paraît s'améliorer progressivement.

Pour éviter de rapprocher ou d'élever trop rapidement les doses, on peut alterner les injections arsenicales avec les injections mercurielles (cyanure intraveineux). C'est une des seules circonstances où l'emploi du traitement mixte hydrargyro-arsenical me paraisse utile. On peut également traiter ces manifestations de la syphilis par les injections faibles et rapprochées de composés arsenicaux.

M. A. Sicard, M. Babinski se sont ralliés, dans les cas de syphilis nerveuse tertiaire (gommes, méningites chroniques, artérites cérébrales, etc.), à cette méthode des doses faibles et rapprochées. On peut injecter tous les jours ou tous les deux jours des doses de Novarsénobenzol de 0 gr. 15 à 0 gr. 30. Le Sulfarsénol aux doses de 0 gr. 06 —0 gr. 12— 0 gr. 18 peut être également employé tous les jours ou tous les deux jours. Quand on a obtenu la sédation de tous les phénomènes nerveux, on peut commencer à élever progressivement la quantité du produit administré à chaque injection et espacer les piqûres pour se rapprocher des séries normales d'injections.

## 4° Syphilis tardive (Parasyphilis de Fournier).

Le cadre de ce petit ouvrage ne permet pas de discuter en détail l'action du traitement arsenical sur ces manifestations exceptionnellement résistantes de la syphilis.

Je n'en dirai donc que quelques mots.

*Leucoplasie.* — La leucoplasie se modifie très heureusement sous l'action des composés arsenicaux. Les lésions récentes disparaissent en général d'une façon complète. Les lésions anciennes laissent une coloration blanche et un épaississement de la muqueuse qui n'est autre chose qu'une sorte de cicatrice scléreuse sans danger pour l'avenir.

Il faut surtout insister sur les résultats excellents que l'on obtient dans les leucoplasies ulcérées et douloureuses qui dégénéraient autrefois si rapidement en cancer. La cicatrisation des fissures et des ulcérations se fait en quelques jours à la suite des premières injections, et on peut être à peu près certain, si la dégénérescence cancéreuse n'est pas en train, que cette complication de la leucoplasie peut être évitée (¹).

*Paralysie générale.* — Les résultats du traitement arsenical dans la méningo-encéphalite diffuse syphilitique sont encore très discutables. Ils semblent supérieurs à ceux du mercure qui, d'après la plupart des neurologistes, est nuisible par la dépression qu'il détermine.

Les composés arsenicaux, malheureusement, occasionnent souvent des réactions congestives locales, mettant en danger la vie du malade. On a observé des ictus, des paralysies ordinairement transitoires, des crises de délire furieux à la suite d'injections de sels arsenicaux.

Si l'on est d'avis que ces risques sont préférables à la

(¹) Cf. Lacapère, Traitement de la leucoplasie par le Salvarsan (*Marseille médical*, 1912).

certitude de l'évolution fatale de l'affection abandonnée à elle-même, on commencera le traitement par des doses exceptionnellement faibles (0 gr. 05 à 0 gr. 10 de Novarsénobenzol) que l'on élèvera très lentement. On peut, en agissant ainsi, arriver à utiliser des doses élevées au bout d'un certain temps sans déterminer d'accidents, mais les résultats sont encore peu encourageants et se bornent, dans presque tous les cas, sinon dans tous, à une amélioration souvent très grande et très durable, mais passagère.

Les essais récents du D$^r$ Sicard montrent que les injections rapprochées faites à doses faibles (0 gr. 15 à 0 gr. 30 de Novarsénobenzol) sont en général bien tolérées et peuvent être poursuivies pendant fort longtemps. On arrive ainsi à faire absorber au malade des doses élevées de médicament et on évite le danger des réactions congestives locales. Par cette méthode, M. Sicard est arrivé à améliorer de façon surprenante quelques paralytiques généraux.

*Tabes.* — Malgré quelques détracteurs, le traitement arsenical du tabes est aujourd'hui adopté par la presque totalité des syphiligraphes.

Ce traitement permet de faire disparaître les douleurs fulgurantes, d'améliorer la formule cytologique du liquide céphalo-rachidien et de diminuer les troubles moteurs. Ceux-ci s'améliorent d'une façon souvent saisissante lorsqu'ils ne sont pas d'ancienne date ; on n'a, au contraire, que peu d'action sur l'incoordination si elle existe depuis longtemps. Il y a parfois des échecs complets.

On doit commencer le traitement par des doses très faibles (0 gr. 10 de Novarsénobenzol), et, quitte à prolonger la durée de la série, n'élever les doses que très lentement.

La réaction congestive locale se manifeste sous forme de *douleurs en feu d'artifice*, suivant l'expression même des malades. Elle se produit 24 heures environ après l'injection, se prolonge un ou plusieurs jours et s'observe en général à la suite d'un grand nombre de piqûres. Cette réaction perd de 'son intensité puis disparaît au cours du traitement.

Au début du traitement, on peut recourir aux doses faibles et rapprochées (0 gr. 15 à 0 gr. 30 de Novarsénobenzol trois fois par semaine), pour éviter la réaction douloureuse, la fatigue, la dépression qui suivent quelquefois les injections de doses élevées. Quand l'état s'améliore, on élève prudemment les doses en tenant grand compte des phénomènes réactionnels.

Les injections intrarachidiennes de composés arsenicaux en solution aqueuse, en solution dans le sérum (Lafosa, de Madrid) ont paru donner de bons résultats, mais elles déterminent souvent des réactions douloureuses très violentes. Pour les éviter, il faut faire précéder les injections intrarachidiennes de quelques injections intraveineuses.

Ce procédé est trop récent, trop difficile, pour être recommandé ; des accidents graves peuvent succéder à l'injection de doses trop fortes. D'ailleurs la lymphocytose rachidienne observée chez les tabétiques ne prouve pas que les lésions soient d'origine méningée ; le traitement intrarachidien me paraît avoir beaucoup moins de chances d'améliorer le tabès que le traitement intraveineux et, la plupart des syphiligraphes ont renoncé aux injections intrarachidiennes.

### 5° Traitement des syphilis sans accidents.

1° *Syphilis sans accidents, avec séro-réaction positive.* — On traitera les syphilitiques anciens, dont la seule trace de syphilis est une séro-réaction positive, comme des syphilitiques tertiaires présentant des accidents cutanés.

On poussera donc le traitement jusqu'à l'apparition de la séro-réaction négative. Ce résultat obtenu, on mettra le malade en surveillance sérologique pendant une année, et, si l'épreuve de la réactivation et l'examen du liquide céphalo-rachidien sont négatifs, on sera autorisé à supprimer la médication arsenicale.

Dans certains cas, la réaction reste positive malgré le

traitement. Il est prudent alors de surveiller le malade et de lui imposer de temps en temps un traitement destiné à prévenir les accidents. Les examens répétés du liquide céphalo-rachidien permettront de prévenir toute localisation nerveuse tardive.

2º *Syphilis sans accidents, avec séro-réaction négative.* — On tentera l'épreuve de la réactivation. Si le résultat est positif, il rentre parmi les faits précédents.

Si le résultat est négatif, on fera la ponction lombaire. Si cette recherche est également négative, il n'y a pas de traitement à instituer. Si elle donne un résultat positif, on traitera le malade jusqu'au retour *ad integrum* de la formule du liquide céphalo-rachidien et on en vérifiera ultérieurement le maintien par des examens répétés.

### SYPHILIS ET GROSSESSE

La thérapeutique de la syphilis pendant la grossesse ne présente rien de bien particulier si l'on considère seulement les soins qui s'adressent à la femme enceinte atteinte d'accidents en évolution, ou entachée de syphilis ancienne. A peine peut-on insister sur quelques précautions un peu spéciales, destinées à éviter les hémorragies que l'administration des produits arsenicaux pourrait déterminer chez des femmes prédisposées. Nous indiquerons un peu plus loin ce qu'on doit faire pour éviter ces accidents. Mais la question que je veux traiter ici est autre, et je m'occuperai surtout de la façon dont on peut combattre, pendant le cours de la grossesse, l'apparition de lésions hérédo-syphilitiques chez le produit de la conception.

L'influence de l'infection syphilitique sur le développement du fœtus peut se manifester par des accidents plus ou moins graves et plus ou moins précoces.

L'hérédo-syphilis peut se traduire par :

1º La mort du fœtus *in utero* (avortement, accouchement prématuré ou à terme d'un enfant mort) ;

2º La mort de l'enfant dès les premiers jours, par suite

d'une véritable inaptitude à la vie résultant d'une imprégnation syphilitique complète de tous ses organes;

3º Des accidents syphilitiques qui peuvent revêtir la forme généralisée (type des accidents secondaires de la syphilis acquise) ou localisée (type d'accidents tertiaires);

4º Des malformations plus ou moins graves qui ne sont qu'une trace atténuée de l'infection et qui, souvent, ne confèrent pas l'immunité à l'enfant.

Ces diverses manifestations de l'hérédo-syphilis doivent être préventivement combattues par le traitement énergique des parents avant toute grossesse. Si une grossesse survient cependant avant que l'infection des géniteurs puisse être considérée comme guérie, le traitement de la mère s'impose pendant le cours de la grossesse, pour protéger l'enfant.

On sait que la syphilis héréditaire peut être conférée par l'un des deux géniteurs ou par les deux, c'est-à-dire que l'enfant peut être atteint d'hérédo-syphilis dans trois cas : syphilis maternelle, paternelle ou syphilis bilatérale.

Si la mère est seule syphilitique, le traitement du fœtus par l'intermédiaire de la mère est nécessaire, la syphilis du fœtus étant presque fatale si la mère est en période virulente de syphilis ; souvent l'ovule est en effet syphilisé avant d'être fécondé; s'il n'est pas infecté, le fœtus court grande chance de l'être au moment où s'établit la fusion des circulations maternelle et fœtale par le contact des lacs sanguins et des villosités placentaires.

Si le père paraît seul infecté, l'atteinte du produit de la conception est plus rare, mais elle est fréquente encore.

Dans ce cas, la mère est également atteinte par la syphilis; comme le démontre la loi de Colles-Baumès (un enfant syphilitique n'infecte jamais sa mère saine en apparence). En conséquence, on doit traiter la mère, même dans les cas où le père seul est atteint d'accidents spécifiques.

Si la syphilis des géniteurs est bilatérale, l'infection du fœtus se réalise plus sûrement encore et le traitement doit être poussé avec une énergie particulière.

*Dans les trois cas*, le traitement de la mère pendant la grossesse doit donc être institué si l'on veut avoir des chances de prémunir l'enfant contre l'hérédo-syphilis, et doit être institué *aussi tôt que possible*. Malheureusement, le guide qui règle la conduite du traitement dans la syphilis acquise, c'est-à-dire la séro-réaction, nous manque ici ou plutôt ne peut nous être d'aucun secours. Si le père est seul atteint d'accidents syphilitiques, cette réaction est quelquefois négative chez la mère ; si la syphilis est seulement maternelle, l'apparition d'une séro-réaction négative chez la mère sous l'influence de la médication ne nous renseigne par assez exactement sur l'état du fœtus pour que nous puissions, d'après ce seul renseignement, suspendre le traitement.

La conduite du médecin doit donc être la même dans tous les cas où la syphilis de l'un des géniteurs est encore en activité : il doit instituer, chez la mère, un traitement énergique et précoce au cours de la grossesse et continuer ce traitement jusqu'au moment où l'accouchement est proche.

L'application du traitement antisyphilitique au cours de la grossesse entraîne, comme je le disais plus haut, quelques précautions spéciales. Ces précautions sont nécessitées par les propriétés hémorragipares des produits arsenicaux. On sait quelle peut être la gravité de l'hémorragie au cours de la grossesse et on sait aussi que les syphilitiques paraissent spécialement prédisposées à ces hémorragies. On devra donc toujours commencer le traitement par des doses extrêmement faibles. Dans les cas les plus favorables, les doses de début ne doivent jamais être supérieures à celles que l'on emploie au début de la période secondaire. Ces doses devront être réduites encore chaque fois que l'on pourra redouter une hémorragie et les précautions seront toujours prises, d'accord avec l'accoucheur, pour intervenir au cas où un tel accident se produirait.

Si l'on a recours aux sels neutres (Novarsénobenzol,

Néoarsénobenzol, Sulfarsénol), qui sont toujours à recommander dans les cas litigieux comme les plus maniables et les plus innocents des composés arsenicaux, on ne dépassera pas la dose de 0 gr. 15 pour la première injection. On pourra, s'il ne survient aucune menace, pousser jusqu'à 0 gr. 90 de Novarsénobenzol ou jusqu'à 0 gr. 48 de Sulfarsénol par séries de huit injections, mais, à la moindre alerte, la prudence recommande de réduire ou d'espacer les doses et de recourir aux hémostatiques et aux toni-cardiaques de façon à éviter l'avortement, les hémorragies et leurs conséquences.

Une fois l'accouchement terminé, nous retombons dans les règles données plus haut. Le traitement de la mère devra être continué après quelque repos, si la séro-réaction n'est pas encore définitivement négative, et poursuivi jusqu'à l'obtention d'un résultat sérologique complet. Chez l'enfant, l'épreuve de la séro-réaction devra également être faite dès qu'on en aura le moyen et le traitement repris s'il y a lieu, suivant les indications déjà données (Voy. page 190).

Au cours même de l'accouchement, la séro-réaction pratiquée avec le sang du cordon est d'un grand intérêt ; mais, si elle est négative, cette épreuve devra plus tard être confirmée par une série de recherches sérologiques pratiquées chez l'enfant.

### DANGER DES TRAITEMENTS INCOMPLETS

L'un des dangers véritables du traitement arsenical résulte de son activité même. La disparition rapide des accidents spécifiques sous l'influence des injections intra-veineuses des composés arsenicaux atténue trop souvent la crainte salutaire que le malade éprouve au début de sa maladie. Or, les injections intraveineuses agissent d'une façon particulièrement rapide sur les accidents cutanés ou muqueux. Beaucoup de malades, rassurés par la disparition des symptômes qui les avaient effrayés, cessent les

injections avant que la continuité du traiteemnt ait pu
déterminer la fixité des résultats.

Il en est, à ce point de vue, du traitement arsenical
comme du traitement mercuriel : s'il est suspendu trop
tôt, des récidives surviennent. Ces récidives sont à la
vérité plus rares qu'avec le traitement mercuriel mais, par
contre, elles sont souvent plus redoutables.

Au début de la médication arsenicale, lorsqu'on suspendait le traitement après une ou deux injections intramusculaires, on voyait souvent, chez les syphilitiques
primaires, une récidive de l'accident primitif *in situ*
(chancre redux).

Lorsque le traitement de la syphilis primaire est un peu
plus poussé, on peut voir la récidive se produire sous forme
d'accidents secondaires cutanés ou muqueux (roséole
retardée, roséole de retour, plaques muqueuses, etc.), ou
même d'accidents à type tertiaire comme si, sous l'influence du traitement, la syphilis avait franchi d'un saut
la période secondaire pour entrer directement dans la
période tertiaire.

Une forme de retour que l'on observe fréquemment
quand le traitement n'est pas suffisamment poussé, c'est
la récidive à type d'accidents nerveux (neuro-récidive).

La neuro-récidive n'est pas rare lorsqu'on traite insuffisamment un syphilitique secondaire. On sait qu'à cette
période de l'infection les altérations des centres nerveux sont
fréquentes. Si on suspend le traitement après blanchiment
des accidents cutanés et muqueux, sans s'assurer que la séro-
réaction est devenue définitivement négative et que le
liquide céphalo-rachidien a été ramené à ce qu'il doit être
normalement, on s'expose à voir les microorganismes déjà
localisés dans les centres nerveux se multiplier silencieusement pour manifester à un moment donné leur présence
par des lésions graves et parfois irrémédiables.

La paralysie faciale est une des formes les plus fréquentes et les plus curables de ces neuro-récidives, mais
on observe parfois des accidents infiniment plus graves,

tels que des paralysies qui peuvent être très difficiles à améliorer.

Enfin, s'il est une chance de prémunir les syphilitiques contre les accidents nerveux tardifs (tabes et paralysie générale), ce ne peut être qu'en s'assurant qu'on ne laisse pas évoluer dans les centres nerveux des microorganismes qui prépareront lentement des altérations profondes de ces organes, altérations qui se produisent parfois si insidieusement que la séro-réaction du sang peut rester néga-tive jusqu'au moment même où éclatent les accidents.

### RÉSUMÉ DES RÈGLES DU TRAITEMENT ARSENICAL

On peut formuler ainsi les règles générales dont on ne doit pas se départir quand on traite un cas de syphilis par les composés arsenicaux :

1º *Examen très complet du malade à traiter.*

A. *Au point de vue de l'état général [intégrité des émonc-toires, du rein (recherche de l'albumine) et du foie (recherche de l'urobiline des pigments et des acides biliaires dans l'urine) qui permettent l'élimination totale et rapide des com-posés arsenicaux].*

B. *Au point de vue des localisations des accidents spéci-fiques (recherche des symptômes atténués de lésions ménin-gées, cérébrales, médullaires, cardiaques, rénales...).*

2º *Début du traitement par des doses faibles, progressi-vement élevées. Séries d'injections séparées par des périodes de repos insuffisantes pour permettre les récidives sérolo-giques.*

3º *Étude des modifications de la séro-réaction au cours du traitement. Établissement d'une courbe sérologique.*

4º *Étude sérologique, cytologique et chimique du liquide céphalo-rachidien.*

5º *Pousser le traitement jusqu'à résultat complet. Éviter toujours les traitements incomplets.*

6º *Institution,* ad libitum, *d'un traitement mercuriel complémentaire.*

## ORGANISATION D'UN SERVICE SYPHILIGRAPHIQUE

Le service syphiligraphique doit comprendre une ou plusieurs salles d'attente, une salle d'examen, une salle de traitement, un laboratoire.

Je ne décrirai pas l'ameublement nécessaire à chacune de ces pièces. Le médecin qui possède une assez grande habitude du traitement arsenical pour se charger de l'organisation d'un dispensaire de prophylaxie est parfaitement à même de faire la liste du matériel qui lui est nécessaire. Les indications qui ont été données au cours de ce travail au sujet des instruments spéciaux permettant de traiter un grand nombre de malades, l'énumération des accessoires de laboratoire, suffiront amplement à le guider.

J'insisterai seulement sur la nécessité absolue, pour le spécialiste, d'avoir sur chacun de ses malades une observation détaillée, régulièrement tenue au courant et indiquant exactement les modifications des lésions survenues sous l'influence du traitement.

Sans observations précises et détaillées, le syphiligraphe est désarmé et ne peut tirer de son labeur que des résultats médiocres, tant à son propre point de vue qu'à celui du malade qu'il traite.

La fiche d'observation, dont je donne ici la reproduction, portera, au recto, le nom du malade et son âge ; elle permet de noter, en même temps que les symptômes cliniques observés au jour le jour, le résultat des recherches de laboratoire que comporte aujourd'hui le traitement méthodique d'un syphilitique. Au verso, on notera les séries d'injections avec leurs dates et les incidents qu'elles ont provoqués. Cette fiche est une modification du type proposé par M. Leredde ([1]) ; elle a surtout cet avantage qu'un seul modèle suffit pour les différentes périodes de la syphilis.

([1]) *Domaine, traitement et prophylaxie de la syphilis.* Paris, 1917.

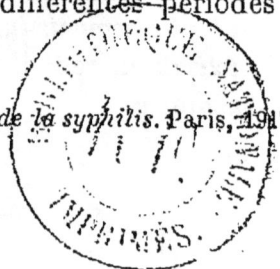

Les fiches seront classées par ordre de dates et seront

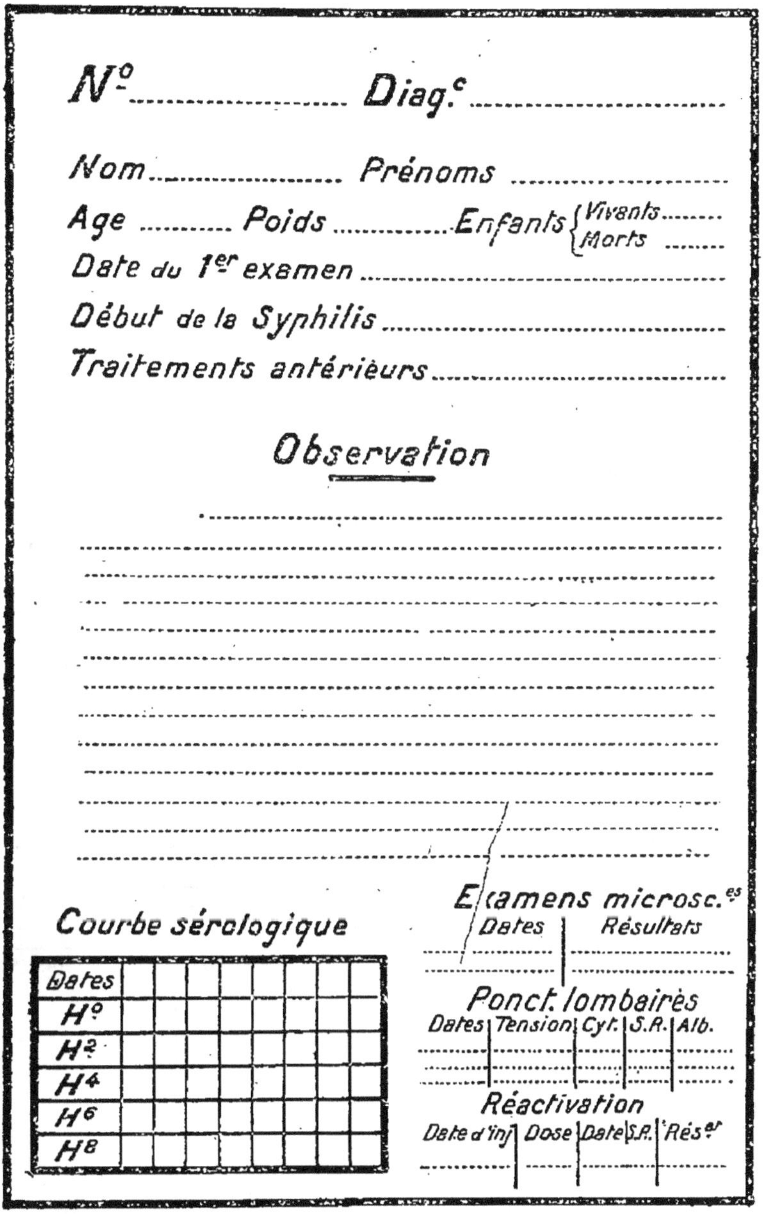
N° ........ Diag.c ........

Nom ........ Prénoms ........

Age ........ Poids ........ Enfants { Vivants ........ Morts ........

Date du 1er examen ........

Début de la Syphilis ........

Traitements antérieurs ........

Observation

Courbe sérologique

| Dates | | | | | | | | |
|---|---|---|---|---|---|---|---|---|
| H° | | | | | | | | |
| H2 | | | | | | | | |
| H4 | | | | | | | | |
| H6 | | | | | | | | |
| H8 | | | | | | | | |

Examens microsc.es

| Dates | Résultats |
|---|---|
| | |
| | |

Ponct. lombaires

| Dates | Tension | Cyt. | S.R. | Alb. |
|---|---|---|---|---|
| | | | | |
| | | | | |

Réactivation

| Date d'inj. | Dose | Date | S.R. | Rés.at |
|---|---|---|---|---|
| | | | | |

Fig. 23. — Fiche d'observation (recto, 1/2 grandeur naturelle).

numérotées. Un petit carton, portant le numéro correspondant, sera remis au malade, qui le représentera chaque fois qu'il vient consulter. De plus, les noms des malades (qui peuvent être remplacés par des initiales) seront

| N° de Série | Date | Dose | Incidents | S.R. | N° de Série | Date | Dose | Incidents | S.R. |
|---|---|---|---|---|---|---|---|---|---|
|  |  |  |  |  |  |  |  |  |  |
|  |  |  |  |  |  |  |  |  |  |
|  |  |  |  |  |  |  |  |  |  |
|  |  |  |  |  |  |  |  |  |  |
|  |  |  |  |  |  |  |  |  |  |
|  |  |  |  |  |  |  |  |  |  |
|  |  |  |  |  |  |  |  |  |  |
|  |  |  |  |  |  |  |  |  |  |
|  |  |  |  |  |  |  |  |  |  |
|  |  |  |  |  |  |  |  |  |  |
|  |  |  |  |  |  |  |  |  |  |
|  |  |  |  |  |  |  |  |  |  |
|  |  |  |  |  |  |  |  |  |  |
|  |  |  |  |  |  |  |  |  |  |
|  |  |  |  |  |  |  |  |  |  |
|  |  |  |  |  |  |  |  |  |  |

Fig. 24. — Fiche d'observation (verso).

reportés sur de petites fiches de carton, que l'on classera par ordre alphabétique dans un fichier. Cette double classification permet, comme je le disais, de remplacer les noms par des initiales sur les cartes d'observation. Elle obvie à la perte du carton personnel par le malade et permet également de se rendre compte du nombre de malades nouveaux examinés dans un temps donné.

Enfin, je conseille vivement à celui qui veut tirer de ses observations le maximum d'enseignement, de faire encore, sur de petites fiches de carton semblables à celles du fichier alphabétique, un troisième classement par ordre de lésions syphilitiques, qui lui permettra de retrouver instantanément les observations des malades présentant des accidents de même ordre, ce qui facilite grandement les recherches lorsqu'on désire publier un travail ou établir une statistique.

# TABLE ALPHABÉTIQUE

---

---

44-20. — Corbeil. Imprimerie CRÉTÉ.

# MASSON ET C<sup>IE</sup>, ÉDITEURS

## LIBRAIRES DE L'ACADÉMIE DE MÉDECINE

120, BOULEVARD SAINT-GERMAIN, PARIS

D<sup>r</sup> *CLOTILDE MULON*

Médecin-chef de la Porponnière du camouflage.

# Manuel Elémentaire de

# Puériculture

### Préface de M. le Professeur MARFAN

1 *volume de* 200 *pages, avec figures* . . . . . . . . . **4 fr. 50 net.**

CE qui distingue ce Manuel des excellents cours d'Hygiène infantile, nombreux en librairie, c'est que l'auteur se préoccupe autant de l'aspect social que de l'aspect individuel de la *Puériculture Moderne* exposant non seulement les connaissances physiologiques, les notions de médecine infantile courante, mais insistant surtout sur les détails matériels qui président à l'organisation des crèches, des chambres d'allaitement, des garderies, etc.

D<sup>r</sup> *HECKEL*

# Grandes et Petites

# Obésités

1 *volume de* 536 *pages, avec* 70 *figures formant* 12 *planches hors texte.*
2<sup>e</sup> *édition entièrement refondue et complétée.* . . . . . **15 fr. net.**

SI le D<sup>r</sup> Heckel a fait largement la part des acquisitions dues aux autres chercheurs, son livre présente un caractère personnel qui vient des conceptions originales qu'il expose et de l'indication des procédés techniques qui lui sont propres.

Pour rendre plus vivant l'exposé de ses moyens de diagnostic et de traitement, il les a résumés en un certain nombre d'observations cliniques avec discussion diagnostique et thérapeutique.

MASSON ET Cᴵᴱ ÉDITEURS

# "Les Sciences d'Aujourd'hui"

## Méthodes — Résultats — Hypothèses

VOLUMES PUBLIÉS

## La Médecine

## La Physiologie

Iᴸ a toujours existé des collections de vulgarisation scientifique, mais leur sort commun est d'être dépassées à chaque tournant de l'histoire des sciences. Nous dirions volontiers, et plus exactement encore qu'elles sont dépassées à « chaque génération », car c'est sous des perspectives sans cesse nouvelles que les mêmes problèmes sont aperçus par les spécialistes et plus encore par le grand public cultivé auquel s'adressent ces sortes de collections.

Les événements en se précipitant depuis quelques années ont achevé de bousculer nos points de vue anciens; les nouvelles générations ont, semblerait-il, poussé à la fois plus nombreuses et plus rapides. Et c'est à satisfaire les nouveaux besoins de curiosité qu'elles apportent que s'emploie cette collection.

Conçus dans un même esprit et écrits par des spécialistes qui font autorité, les livres de cette collection ne s'adressent pas à des techniciens ou seulement à des étudiants, ils visent tous ceux, si nombreux dans nos pays latins, qui éprouvent le besoin de franchir les bornes de leurs préoccupations ordinaires et qui aiment connaître des questions scientifiques des « généralités » qui ne soient ni de vaines redites, ni de vagues lieux communs.

On trouvera dans ces volumes sur les méthodes, les hypothèses et les résultats de la Science contemporaine, ce que nous pouvons affirmer de plus précis tout en restant dans les limites des connaissances générales d'un « honnête homme ».

# "Les Sciences d'Aujourd'hui"

## La Médecine

### par H. ROGER
Doyen de la Faculté de Médecine de Paris.
Membre de l'Académie de Médecine.

1 *volume in-8, de* 430 *pages* . . . . . . . . . . . . . . 10 fr. **net**

CE livre ne fait pas double emploi avec le *précis* du professeur ROGER, Doyen de la Faculté de Paris. Le sujet en est plus vaste, et le public auquel il s'adresse, plus étendu.

Dans le sens le plus large et le plus élevé du terme, c'est un ouvrage de « vulgarisation » scientifique qui s'adresse, non seulement aux étudiants désireux de connaître une spécialité, mais encore à ceux qui, sans être médecin ou appelés à le devenir, veulent connaître de la médecine contemporaine ses lois, ses méthodes, ses postulats, ses limites et ses résultats.

## La Physiologie

### par Maurice ARTHUS
Correspondant National de l'Académie de Médecine.
Professeur de Physiologie à la Faculté de Médecine de Lausanne.

1 *volume in-8, de* 434 *pages* . . . . . . . . . . . . . . 10 fr. **net**

L'AUTEUR M. ARTHUS est l'un des physiologistes dont l'autorité est la plus grande. Il n'est pas un étudiant qui n'ait appris les éléments de la Physiologie dans ses deux *Précis.*

Ce livre a été écrit dans un but et dans un esprit très différent : expliquer l'état actuel de la Science Physiologique, en marquer les étapes, les méthodes, les résultats et l'avenir.

Le programme était plus difficile à réaliser pour la Physiologie que pour telle autre science, car « l'esprit de finesse », le sens des probabilités, les intuitions hardies, jouent un rôle plus grand dans la découverte physiologique que dans tout autre domaine.

**Dᵣ *Ch. SABOURIN***

Ancien Interne des Hôpitaux de Paris,
Directeur du Sanatorium de Durtol.

# Traitement rationnel

# de la Phtisie

### 8ᵉ *Edition*

1 *vol. de 522 pages.* . . . . . . . . . . . . . . . . **7 fr. net**

Des ligues, des sociétés s'organisent un peu partout dans le
pays, à l'exemple de ce qui se fait en Amérique, pour
combattre un mal qui, se propageant, devient un fléau et
que des mesures bien prises peuvent ralentir et diminuer
considérablement.

Il importe avant tout dans la cure pulmonaire que le patient
aille pour ainsi dire au-devant des instructions de son directeur
médical, et la longue expérience du Dᵣ Sabourin a su condenser
en pages devenues classiques les conseils essentiels qu'il faut
savoir vulgariser.

**Dᵣ *F. LALESQUE***

Membre correspondant de l'Académie de Médecine

# Arcachon

## Ville de Santé

1 *volume grand in-8, de 798 pages avec 129 figures* . . . **25 fr. net**

Pour tous ceux qu'intéresse la climathérapie le nom du
Dᵣ Lalesque est inséparable de celui d'Arcachon.

C'est donc avec un véritable intérêt qu'ils liront cette importante monographie scientifique et médicale dans laquelle l'auteur
a groupé tous les éléments susceptibles non seulement d'inté-
resser les médecins et les malades, mais aussi les touristes et
ceux qui désirent connaître tout spécialement
les caractères particuliers de la région.

MASSON ET C⁹, ÉDITEURS

*Professeur Vittorio* VILLAVECCHIA

# Traité de
# Chimie analytique appliquée

### Méthodes et règles pour l'examen chimique
### des principaux produits industriels et alimentaires

TRADUIT ET ANNOTÉ EN FRANÇAIS

par Paul NICOLARDOT

Docteur ès Sciences,
Membre de la Commission Internationale d'analyse.

*Deux volumes grand in-8*

Tome I. — 1 *vol. de* 526 *pages avec* 58 *figures et* 51 *gravures dans le
texte* . . . . . . . . . . . . . . . . . . . . . . . . . . **24** fr. **net.**

Le Tome II et dernier paraîtra en mai 1920.

I L n'existe pas en langue française de traité de chimie analytique général auquel un chimiste non spécialisé puisse
recourir lorsqu'il a besoin d'effectuer un essai de réception, un
contrôle de fabrication, une recherche analytique particulière.

Il existe, certes, d'excellents traités donnant pour une industrie
particulière toutes les méthodes qui ont été proposées par les
auteurs, mais ces livres ne sont guère consultés avec fruit que
par les spécialistes.

L'ouvrage de M. Villavecchia se propose un tout autre but :
Les différentes matières produites par les industries les
plus diverses sont classées par chapitres bien définis, et, pour
l'analyse de ces matières, il n'est indiqué en général qu'une
méthode, celle que la pratique a montré être la meilleure.

Ce traité est donc *un véritable dictionnaire d'analyse chimique*
et sa place est toute marquée parmi les livres dont les chimistes
font un usage journalier.

Le C⁹ Nicolardot, qui a traduit le volume, l'a *adapté* aux
besoins français : des notes, des compléments, quelques modifications dans le choix des exemples en font un livre *original*.

MASSON ET Cⁱᵉ, ÉDITEURS

# " Les Recettes "

5 *volumes cartonnés. Chaque volume* **4** *fr.* **50** *net.*

### de la Maison

Dans les *Recettes de la Maison* on trouvera toutes les petites recettes qui concernent l'alimentation, l'hygiène, la médecine, la parfumerie, les petites choses du ménage, les vêtements, linges et tapis, le chauffage, l'éclairage, la construction, les peintures, etc., etc.

### de l'Atelier

L'amateur y trouvera toutes les formules utiles pour faire les petites réparations, modifier ou perfectionner tel ou tel ustensile ménager : recettes du bureau, recettes du mécanicien, recettes de l'électricien, travail des métaux, du bois, du cuir, etc.

### du Laboratoire

S'adressent à l'*amateur* qui prépare les produits et les mixtures qu'il est parfois si utile de savoir faire soi-même ; aux *Chimistes de profession*, qui trouvent là quantité de « tuyaux » qu'ils chercheraient rarement ailleurs. Aux *Collectionneurs naturalistes*, en raison des nombreux procédés décrits dans le volume pour la naturalisation des peaux, la conservation des insectes, la préparation des herbiers, etc.

### de la Campagne

Elles renferment des formules pour la composition des engrais de jardin et de plantes d'appartement ; des procédés divers de constructions rurales, d'horticulture, d'arboriculture, d'élevage. Des chapitres spéciaux sont consacrés à la pêche et à la chasse, à la destruction des parasites, à la préparation du vin, du cidre et des boissons diverses de fantaisie.

### Sportives

On trouvera dans les *Recettes sportives* une série très variée de formules, procédés et « trucs » divers, concernant d'abord la météorologie et la cartographie, puis la bicyclette et l'automobile, puis, enfin, les sports gymnastiques. Le tiers environ du volume est consacré à la photographie et contient toutes les formules pratiques vraiment utiles au photographe amateur.

J. ROUCH
Lieutenant de Vaisseau
Chef du Service Météorologique de la Marine

# Manuel Pratique de
# Météorologie

1 *volume de* 148 *pages avec* 25 *figures dans le texte et* 14 *cartes hors texte* . . . . . . . . . . . . . . . . . . . . **6 fr. 50 net**

C E Manuel s'adresse à toutes les personnes qui sans être météorologistes s'intéressent aux phénomènes de l'atmosphère et à tous ceux qui — ils sont nombreux ! — désirent connaître le temps qu'il fera : *agriculteurs, marins, aviateurs, touristes,* etc.

C'est donc pour mettre la météorologie à la portée du public que l'auteur expose sa méthode, convaincu que très rapidement ceux qui s'intéressent à ces recherches obtiendront des résultats pratiques très intéressants.

H. VIGNERON

# Les Applications de la Physique

## Pendant la guerre

1 *volume de* 328 *pages,* 224 *figures et photographies* **7 fr. net**

T OUS ceux que les problèmes scientifiques et techniques intéressent trouveront un intérêt dans la lecture de ce livre dépouillé de toute aridité et auquel les circonstances donnent un relief tout particulier.

L'auteur passe en revue les diverses branches de la physique et, pour chaque application, il résume à la fois les principes généraux sur lesquels elle repose et les détails techniques qui lui ont permis de rejoindre la pratique.

Octobre 1919.

# MASSON ET Cᴵᴱ, ÉDITEURS
## LIBRAIRES DE L'ACADÉMIE DE MÉDECINE
### 120, BOULEVARD SAINT-GERMAIN, PARIS

# Extrait du Catalogue Médical

*Vient de paraître :*

## R. BENSAUDE
Médecin de l'hôpital St.-Antoine

# Traité
# d'Endoscopie Recto-Colique
## Sigmoïdoscopie, Rectoscopie

*Un volume gr. in-8, de 48 pages avec 33 figures dans le texte
et 55 figures hors texte en noir et en couleurs.*

*Relié carton souple* . . . . . . . . . . . . . . . . . . . . **28 fr. net**

Majoration comprise.

L A Rectoscopie, qui intéresse tous les médecins en raison de
la généralité des troubles qu'elle permet d'observer, fournit
dès maintenant un ensemble de renseignements précis sur les
maladies de l'Intestin et il est possible de grouper les résultats
déjà acquis.

Les non-spécialistes ont, comme leurs confrères spécialisés,
le devoir de les connaître puisqu'ils leur permettront de suivre
et d'*interpréter* plus exactement les enseignements de la pure
clinique.

Un traité de Rectoscopie supposait une édition de luxe et de
très nombreuses figures en couleurs. Aussi trouvera-t-on dans
ce volume, 55 images hors texte en plusieurs couleurs donnant
l'image de *tous les aspects normaux* et *des aspects pathologiques* que présente le rectum à l'inspection du rectoscope.

Pr. 859.       *Majoration temporaire de 10 0/0 sur*

*tous les prix de ce Catalogue excepté*

*les volumes marqués prix net.*

=== MASSON ET Cⁱᵉ, ÉDITEURS ===

## J. GARNAUD
### Médecin-Major de 1ᵉ classe

# Guide de l'Expert
## aux
# Commissions de Réforme

**PENSIONS MILITAIRES** : *application de la loi du 31 Mars 1919.* — BARÊMES.

*Un volume de 120 pages* . . . . . . . . . . . . . . . . . **6 fr.**

LES médecins civils appelés à siéger dans les conseils de réforme à titre d'Experts et les médecins appelés en consultation pour donner aux anciens blessés de guerre les conseils d'ordre pratique que nécessite leur situation, trouveront dans ce mémento tout ce qu'ils doivent connaître de la Loi du 31 Mars 1919.

## Dʳ DUCROQUET
### Chirurgien orthopédiste de l'Hôpital Rothschild.

# Prothèse
# fonctionnelle

*Un volume in-8 de 236 pages, avec 218 figures originales.* . **5 fr.**

IL ne suffit pas d'envoyer un ancien blessé de guerre chez l'orthopédiste pour qu'il y trouve l'appareil à sa convenance : le rôle du médecin est de le guider de ses conseils et d'adapter à sa situation physique l'instrument qui lui est nécessaire.

MASSON ET Cⁱᵉ, ÉDITEURS

*Vient de paraître :*

Dʳ Francis HECKEL

# Grandes et petites Obésités

## cure Radicale

*Deuxième édition complètement remaniée.*
1 *vol. gr. in*-8 *de* 538 *pages avec* 60 *figures hors texte* 15 fr. net
(Majoration comprise)

CET ouvrage indique les conditions physiologiques, normales
et pathologiques de l'obésité, et les Techniques dont l'auteur
a l'expérience personnelle. Cette édition n'est pas la reproduction de l'ancienne, c'est, au contraire, une œuvre entièrement
refondue, reprise, et pour la plus grande part nouvelle.

*Vient de paraître :*

Mᵐᵉ ATHANASSIO-BENISTY
Ancien interne des Hôpitaux (Salpêtrière)

# Les Lésions des Nerfs Traitement.

## et Restauration

1 *vol. de* 158 *pages in*-8, *avec* 66 *figures* 7 fr. net (Majoration comprise.)

LE médecin n'a plus à se préoccuper de médecine et de chirurgie *de guerre.* Aussi ce livre est-il un manuel *d'après guerre.*
Il a bénéficié largement de l'expérience acquise : il se présente
comme un guide qui dira au médecin traitant, en présence d'une
vieille blessure nerveuse : ici. *soignez* et voici comment instituer
votre traitement; — ici, au contraire, *consultez* un neurologiste et
voici les grandes lignes de la réponse qu'il fera le jour de la
« consultation » ; — là encore, voyez le chirurgien ou l'orthopédiste, mais établissez d'abord un *diagnostic* précis. A vous
appartient de le poser.

## COLLECTION DU MÉDECIN PRATICIEN

L ES *quatre premiers volumes de cette* "COLLECTION" *ont été conçus et réalisés dans le même esprit : ce sont des ouvrages de spécialités, mais écrits pour les non-spécialistes.*

*Ce ne sont donc ni des Précis d'Oto-Rhino-Laryngologie, ni des Manuels de Stomatologie ou d'Ophtalmologie, ni des mémentos de laboratoire.*

*Leur objet est à la fois plus modeste et plus difficile à atteindre : Dire au médecin traitant tout ce qu'il doit savoir d'une spécialité, lui indiquer les méthodes les meilleures de diagnostic ou de traitement — les lui décrire avec des détails assez minutieux pour lui permettre de les appliquer sans mécompte et le conduire ainsi jusqu'au seuil qu'il ne peut dépasser par ses propres moyens ; — lui permettre d'autre part de guider le spécialiste dont il recherchera le concours et auquel il doit apporter un diagnostic précis ; — lui apprendre, enfin, à utiliser pour le traitement, tous les renseignements que la consultation, le laboratoire ou l'opération lui auront fournis.*

**Vient de paraître**

### GUY LAROCHE

# Examens de Laboratoire

## du Médecin praticien

Avec préface du Pr. CHAUFFARD

1 *vol. in-8, de* 412 *p.,* 117 *fig.,* 11 *pl., rel. carton souple.* **15 fr. net**

(Majoration comprise.)

C E livre a un double but : permettre au médecin qui possède chez lui un petit laboratoire de faire dans des conditions rapides les examens simples de médecine courante ; — et pour tous les cas, où le médecin doit recourir à un laboratoire organisé (laboratoire d'hôpital, laboratoire municipal, laboratoire de spécialiste, etc.), d'apprendre à demander à ces examens tout ce qu'ils pourront lui apporter pour la conduite du traitement.

MASSON ET C⁰, EDITEURS.

Dᶜ Pierre RÉAL

Dentiste des Hôpitaux de Paris.

# Stomatologie

## du Médecin praticien

1 vol. in-8 de 290 p. avec 169 fig. et 4 pl., rel. carton souple. **8 fr. net**

(Majoration comprise.)

Dᶜ Alb. TERSON

Ancien Chef de Clinique Ophtalmologique
à l'Hôtel-Dieu.

# Ophtalmologie

## du Médecin praticien

1 vol. in-8 de 480 pages avec 348 figures et 1 planche.

Broché. . . . . . **12 fr. net** ; cartonné. . . . . . **14 fr. 50 net**

(Nouveaux prix, majoration comprise.)

G. LAURENS

# Oto-Rhino-Laryngologie

## du Médecin praticien

(3ᵉ ÉDITION).

1 vol. in-8, de 468 pages avec 593 figures, relié carton souple **15 fr. net**

(Majoration comprise.)

MASSON ET Cⁱᵉ, EDITEURS

Georges DIEULAFOY

Professeur à la Faculté de Paris.
Membre de l'Académie de Médecine.

# Manuel de

# Pathologie interne

SEIZIÈME ÉDITION (*nouveau tirage 1918*).

4 vol. in-16, ensemble 4300 pages, avec figures en noir et en couleurs, cartonnés à l'anglaise, tranches rouges . . . . . . . . . . **40 fr.**

# Précis de Pathologie chirurgicale =

PAR MM.

P. BÉGOUIN, H. BOURGEOIS, P. DUVAL, GOSSET, E. JEANBRAU
LECÈNE, LENORMANT, R. PROUST, TIXIER

Professeurs aux Facultés de Paris, Bordeaux, Lyon et Montpellier.

TOME I. — **Pathologie chir. générale, Tissus, Crâne et Rachis.** — 3ᵉ *édition*, 1110 *pages*, 385 *figures. En réimpression.*

TOME II. — **Tête, Cou, Thorax.** — 3ᵉ *édition*, 1068 *pages*, 320 *figures* . . . . . . . . . . . . . . . . . *En réimpression.*

TOME III. — **Glandes mammaires, Abdomen, Appareil génital de l'homme.** — 3ᵉ *édit.*, 881 *pages.* *En réimpression.*

TOME IV. — **Organes génito-urinaires** (*suite*), **Affections des Membres.**— 3ᵉ *édition*, 1200 *pages*, 429 *figures* . . **10 fr.**

Aug. BROCA

Professeur d'opérations et appareils à la Faculté de Médecine de Paris.

# Précis de Médecine Opératoire =

510 *figures dans le texte* . . . . . . . . . . . . . . . . . . . **9 fr.**

=== *MASSON ET C⁹, ÉDITEURS* ===

# COLLECTION DE
# PRÉCIS MÉDICAUX

(VOLUMES IN-8, CARTONNÉS TOILE ANGLAISE SOUPLE)

### G.-H. ROGER
Professeur à la Faculté de Médecine de Paris
Médecin de l'Hôtel-Dieu, Membre de l'Académie de Médecine.

## Introduction à l'Etude de la Médecine
*6ᵉ édition. 1 vol. de 812 pages, cartonné toile* . . . . . . . . **13** fr.

### A. RICHAUD
Professeur agrégé à la Faculté de Médecine de Paris
Docteur ès sciences.

## Thérapeutique et Pharmacologie =
*4ᵉ édition. 1 vol. de 1016 pages* . . . . . . . . . . . . . . **17** fr.

### J. DARIER
Médecin de l'hôpital Broca.

## Dermatologie =
*2ᵉ édition. 1 vol. de 864 pages avec 195 figures* . . . . . . . **18** fr.

### M. ARTHUS
Professeur de Physiologie à l'Université de Lausanne.

## Physiologie =
*5ᵉ édition. 1 vol. de 978 pages et 326 figures*. . . . . . . . . **16** fr.

### M. ARTHUS
Professeur de Physiologie à l'Université de Lausanne.

## Chimie physiologique =
*8ᵉ édition. 1 vol. de 430 pages, 130 fig., 5 planches en couleurs* **8** fr.

### L. BARD
Professeur de clinique médicale à l'Université de Genève.

## Examens de Laboratoire
## employés en Clinique
*3ᵉ édition revue. 1 vol. in-8 de 830 pages avec 162 figures* . . **14** fr.

## PRÉCIS MEDICAUX

*Vient de paraître*

### M. LAMBLING
Professeur à la Faculté de Médecine de Lille.

# Biochimie ═

2ᵉ *Édition*, 1 *vol. de* 408 *pages*, broché : **15 fr. net**. ; Cart.: **17 fr. 50 net**.

(Nouveaux prix, majoration comprise.)

*Vient de paraître :*

### H. ROUVIÈRE
Professeur agrégé, Chef des travaux anatomiques à la Faculté de Médecine.

# Précis d'Anatomie ═ et de dissection

Tome I.— 2ᵉ édition sous presse, **pour paraître le 15 novembre 1919**.
Tome II.— 2ᵉ édition ; 480 pages, 259 figures en noir et en couleurs,
Broché : **15 fr. net**; cartonné : **17 fr. net**.

(Nouveaux prix, majoration comprise.)

*Vient de paraître :*

### NOBÉCOURT
Professeur agrégé à la Faculté de Médecine de Paris.

# Médecine des Enfants ═

#### 3ᵉ ÉDITION
1 vol. 992 pages, 184 fig. — Broché, **22 fr. net**; cartonné, **25 fr. net**

(Nouveaux prix, majoration comprise.)

### Ét. MARTIN
Professeur à la Faculté de Lyon.

# Déontologie ═ et Médecine professionnelle

*Un volume de* 316 *pages* . . . . . . . . . . . . . . . . . . **5 fr.**

### G. WEISS
Professeur à la Faculté de Paris.

# Physique biologique ═

4ᵉ *édition*, 566 *pages*, 575 *figures* . . . . . . . . . . . . . **10 fr.**

### M. LETULLE              L. NATTAN-LARRIER
Professeur à la Faculté de Paris.      Ancien chef de Laboratoire à la Faculté.

# Anatomie Pathologique ═

Tome I. — *Histologie générale. App. circulatoire, respiratoire.*
940 *pages*, 248 *figures originales*. . . . . . . . . . . . . **16 fr.**

### KIRMISSON
Professeur à la Faculté de Paris.

# Chirurgie infantile =

2ᵉ *édition*, 796 *pages*, 475 *figures*. . . . . . . . . . . . . . . **12** fr.

---

*Nouvelles éditions en préparation :*

*Dissection*, par P. POIRIER et A. BAUMGARTNER. — *Hygiène*, par J. et P. COURMONT, ROCHAIX et LESIEUR. — *Médecine légale*, par LACASSAGNE et MARTIN. — *Microbiologie clinique*, par F. BEZANÇON. — *Microscopie*, par M. LANGERON. — *Ophtalmologie*, par V. MORAX. — *Parasitologie*, par BRUMPT.

---

*PRÉCIS DE TECHNIQUE*

### G. ROUSSY
Professeur agrégé,
Chef des Travaux d'Anatomie pathologique
à la Faculté de Paris.

### I. BERTRAND
Externe des Hôpitaux de Paris,
Moniteur des Travaux pratiques d'anatomie
pathologique.

# Travaux pratiques
# d'Anatomie Pathologique

## EN QUATORZE SÉANCES

— Préface du Professeur Pierre MARIE —

1 *vol. in-8 de* 230 *pages avec* 106 *planches.*
**En réimpression, pour paraître en Novembre 1919.**

---

### P. RUDAUX
Accoucheur des Hôpitaux de Paris.

# Précis élémentaire
# d'Anatomie, de Physiologie
# et de Pathologie

1 *vol.* 3ᵉ *édit. revue,* 828 *pages avec* 580 *fig* . . . . . . . . . **10** fr.

===== MASSON ET Cⁱᵉ, ÉDITEURS =====

### J. DEJERINE

Professeur de clinique des maladies nerveuses à la Faculté de Médecine de Paris,
Médecin de la Salpêtrière, Membre de l'Académie de Médecine

# Sémiologie des Affections du Système nerveux

1 *fort vol. grand in-8 de* 1212 *pages avec* 560 *figures en noir et en couleurs et* 3 *planches hors texte en couleurs. Relié toile* . . **40** fr.
*Relié en* 2 *volumes* . . . . . . . . . . . . . 44 fr.

# La Pratique Neurologique

PUBLIÉE SOUS LA DIRECTION DE PIERRE MARIE
Professeur à la Faculté de Médecine de Paris, Médecin de la Salpêtrière.

PAR MM.

O. CROUZON, G. DELAMARE, E. DESNOS, G. GUILLAIN, E. HUET,
LANNOIS, A. LÉRI, F. MOUTIER, POULARD, ROUSSY

1 *vol. gr. in-8 de* 1408 *pages, avec* 302 *fig. Relié toile* . . . . **30** fr.

Gustave ROUSSY                    Jean LHERMITTE
Professeur agrégé à la Faculté de Paris.        Ancien chef de laboratoire à la Faculté.

# Les Techniques anatomo-pathologiques du Système nerveux

1 *vol. petit in-8 de* 272 *pages avec figures, cartonné toile* . . . **5** fr.

================ MASSON ET Cⁱᵉ, ÉDITEURS ================

A. MARTINET

# Diagnostic

# Clinique

*Deuxième édition pour paraître en Janvier 1920.*

**Ch. ACHARD**      **G.-M. DEBOVE**     **J. CASTAIGNE**
Professeur à la Faculté.    Doyen de la Fac. de Paris.    Professeur ag. à la Faculté.

## Manuel des
# Maladies du Tube digestif

TOME I : *BOUCHE, PHARYNX, ŒSOPHAGE, ESTOMAC*
par G. PAISSEAU, F. RATHERY, J.-Ch. ROUX

1 *vol. grand in-8 de* 725 *pages avec figures dans le texte* . . **14** fr.

TOME II : *INTESTIN, PÉRITOINE, GLANDES SALIVAIRES,
PANCRÉAS*

par M. LOEPER, Ch. ESMONET, X. GOURAUD, L.-G. SIMON,
L. BOIDIN et F. RATHERY

1 *vol. grand in-8 de* 810 *pages avec* 116 *figures dans le texte.* **14** fr.

## Manuel des
# Maladies de la Nutrition
## et Intoxications

par L. BABONNEIX, J. CASTAIGNE, Abel GY, F. RATHERY

1 *vol. grand in-8 de* 1082 *pages avec* 118 *fig. dans le texte.* **20** fr.

**COURTOIS-SUFFIT**
Médecin des Hôpitaux.

**René GIROUX**
Interne Pr. des Hôpitaux.

# La Cocaïne

### Étude d'Hygiène sociale et de Médecine légale

I vol. in-8 de 228 pages . . . . . . . . . . . . . . . . . 4 fr.

Dʳˢ A. DOLÉRIS et J. BOUSCATEL

# Néo - Malthusianisme
# Maternité et Féminisme
# Education sexuelle

I volume in-8 de 262 pages . . . . . . . . . . . . . . . 4 fr. 50

Dʳ Francis HECKEL

# La Névrose d'Angoisse

### et les Etats d'émotivité anxieuse

I vol. gr. in-8 de 535 pages . . . . . . . . . . . . . . . 9 fr.

Dʳˢ DEVAUX et LOGRE

# Les Anxieux (Étude clinique)

I vol. in-8 de 256 pages. . . . . . . . . . . . . . . . . 4 fr. 50

**A. POROT**
Anc. Chef de Clin. à la Faculté de Lyon.

**A. HESNARD**
Anc. Assis. de Psychiatrie à l'Univ. de Bordeaux.

# L'Expertise Mentale Militaire

I vol. in-8 écu de 138 pages . . . . . . . . . . . . . . . 4 fr.

## A. CHAUFFARD
Professeur de Clinique médicale à la Faculté de Médecine de Paris

# Leçons sur la Lithiase biliaire =
1 vol. in-8 de 242 pages avec 20 planches hors texte, relié toile.  **9 fr.**

## M. LOEPER
Professeur agrégé à la Faculté de Médecine de Paris.

# Leçons de Pathologie digestive
1re et 2e séries épuisées.
Troisième série (1914). — 1 vol. in-8 de 324 p. avec 38 fig. . . .  **6 fr.**
Quatrième série (1919). — 1 vol. in-8 de 298 p. avec 34 fig. . . .  **10 fr.**

## Dr Ch. SABOURIN

# Cavernes Pulmonaires
# et Phénomènes Caverneux
Un volume de 147 pages . . . . . . . . . . . . . . . . . . . .  **3 fr.**

## F. BEZANÇON
Professeur agrégé à la Faculté de Paris.

## S. I. DE JONG
Ancien chef de clin. à la Faculté de Paris.

# Traité de l'examen des Crachats =
1 vol. in-8 de 411 pages avec 8 planches en couleurs. . . . .  **10 fr.**

## Antoine FLORAND    Max FRANÇOIS    Henri FLURIN

# Les Bronchites chroniques =
1 vol. in-8 de 360 pages . . . . . . . . . . . . . . . . . .  **4 fr.**

## F. DUMAREST
Médecin en chef
du Sanatorium d'Hauteville.

## C. MURARD
Médecin adjoint
du Sanatorium d'Hauteville.

# La Pratique du
# Pneumothorax Thérapeutique
Un volume de 244 pages et 22 figures **12 fr. net** (Majoration comprise.)

MASSON ET Cⁱᵉ, ÉDITEURS

*Ouvrages du Docteur MARTINET*

*Vient de paraître*

# Les Médicaments usuels =

*Cinquième édition revue. 1 vol. de 715 p.* **16** fr. net. (Majoration compris..)

# Les Aliments usuels =

*1 vol. in-8 de 360 pages avec fig. Deuxième édition revue. . .* **4** fr.

## Thérapeutique Usuelle des
# Maladies de l'Appareil respiratoire

*1 vol. in-8 de 300 pages avec fig., broché. . . . . . . . .* **3** fr. **50**

# Clinique et Thérapeutique circulatoire

*1 vol. in-8 de 584 pages avec 222 fig. dans le texte. . . . . .* **12** fr.

# Pressions artérielles et Viscosité sanguine

*1 vol. in-8 de 273 pages avec 102 fig. en noir et en couleurs . .* **7** fr.

## Thérapeutique Usuelle des
# Maladies de la Nutrition =

*1 vol. in-8 de 429 pages, en collaboration avec le Dʳ Legendre .* **5** fr.

# Les Régimes usuels =

*1 vol. in-8 de 438 pages, en collaboration avec le Dʳ Legendre.* **5** fr.

*DANS LA MÊME COLLECTION :*

# Clinique hydrologique =

*1 vol. in-8 de 646 pages. . . . . . . . . . . . . . . . . .* **7** fr.

# Les Agents physiques usuels =

*1 vol. in-8 de 650 pages avec 170 fig. et 3 planches hors texte. . .* **8** fr.

## A. LESAGE
Médecin des Hôpitaux de Paris.

# La Méningite Tuberculeuse
## de l'Enfant

1 *vol. in-8 de* 194 *pages* . . . . . . . . . . . . . . . . . . . 4 fr. **50**

## A. LESAGE
Médecin des hôpitaux de Paris.

# Traité
# des Maladies du Nourrisson

1 *vol. in-8 de* 742 *pages avec* 68 *figures dans le texte* . . . . . **10** fr.

## Jules COMBY
Médecin de l'hôpital des Enfants-Malades.

# Deux cents
# Consultations médicales
## Pour les Maladies des Enfants

5ᵉ *édition.* 1 *vol. in-16, cartonné* . . . . . . . . . . . . . . . . **5** fr.

## P. NOBÉCOURT
Professeur agrégé à la Faculté de Médecine de Paris, Médecin des hôpitaux.

# Conférences pratiques sur
# l'Alimentation des Nourrissons

2ᵉ *édition.* 1 *vol. in-8 de* 373 *pages avec* 33 *fig. dans le texte.* . **5** fr.

## Eugène TERRIEN
Ancien chef de clinique des Maladies des Enfants.

# Précis d'Alimentation des Jeunes Enfants

3ᵉ *édition.* 1 *vol. de* 402 *pages avec graphiques, cartonné.* . . . . 4 fr.

MASSON ET Cⁱᵉ, ÉDITEURS

**E. FORGUE**
Professeur de Clinique chirurgicale
à la Faculté de Médecine de Montpellier.

**E. JEANBRAU**
Professeur agrégé
à la Faculté de Médecine de Montpellier.

# Guide pratique du Médecin
## dans les
# Accidents du Travail

TROISIÈME ÉDITION, AUGMENTÉE ET MISE AU COURANT DE LA JURISPRUDENCE

**Par M. MOURRAL**
Conseiller à la Cour de Rouen.

1 vol. in-8 de 708 pages avec figures, cartonné toile. . . . . . 9 fr.

---

**L. IMBERT**
Agrégé des Facultés, Professeur
à l'Ecole de Médecine de Marseille,
Médecin expert près les Tribunaux.

**C. ODDO**
Professeur
à l'Ecole de Médecine de Marseille,
Médecin expert près les Tribunaux.

**P. CHAVERNAC**
Médecin expert près les Tribunaux.

# Guide pour l'Evaluation
# des Incapacités
## DANS LES ACCIDENTS DU TRAVAIL

1 vol. in-8 de 950 pages avec 88 figures, cartonné toile . . . 12 fr.

---

# Traité
# des Maladies de l'Enfance

PUBLIÉ SOUS LA DIRECTION DE

**J. GRANCHER**
Professeur à la Faculté de Médecine de Paris,
Membre de l'Académie de Médecine,
Médecin de l'Hôpital des Enfants-Malades.

**J. COMBY**
Médecin de l'Hôpital des Enfants-Malades
Médecin du Dispensaire pour les Enfants
de la Société Philanthropique.

DEUXIÈME ÉDITION, ENTIÈREMENT REFONDUE

5 forts volumes gr. in-8 avec figures dans le texte. . . . . . 112 fr.

**Ch. BOUCHARD**
Professeur honoraire de pathologie générale
Membre de l'Académie des Sciences.

**G.-H. ROGER**
Professeur de pathologie expérimentale
Membre de l'Académie de Médecine.

# Nouveau Traité de
# Pathologie générale

*Quatre volumes grand in-8, avec nombreuses figures dans le texte, reliés toile.*

*Volumes parus :*

Tome I. — 1 vol. gr. in-8 de 909 pages, relié toile . . . . . . **22** fr.

Collaborateurs du Tome I : Ch. ACHARD, J. BERGONIÉ, P.-J. CADIOT et H. ROGER, P. COURMONT, M. DUVAL et P. MULON, A. IMBERT, J.-P. LANGLOIS, P. LE GENDRE, F. LEJARS, P. LENOIR, Th. NOGIER, H. ROGER, P. VUILLEMIN.

Tome II. — 1 vol. gr. in-8, de 1174 pages, 204 fig. Relié toile. **28** fr.

Collaborateurs du Tome II : Fernand BEZANÇON, E. BODIN Jules COURMONT, Jules GUIART, A. ROCHAIX, G.-H. ROGER, Pierre TEISSIER

**P.-J. MORAT**
Professeur
à l'Université de Lyon.

**Maurice DOYON**
Professeur adjoint
à la Faculté de Médecine de Lyon.

# Traité de Physiologie

Tome I. — **Fonctions élémentaires** . . . . . . . . . . . **15** fr.
Tome II. — **Fonctions d'innervation**, avec 263 figures . . *Épuisé.*
Tome III. — **Fonctions de nutrition.** — Circul. — Calorif. **12** fr.
Tome IV. — **Fonctions de nutrition** (*suite et fin*). — Respiration, excrétion. — Digestion, absorption, avec 167 figures. . . . **12** fr.

*Vient de paraître :*

Tome V et dernier. — **Fonctions de relation et de reproduction**
1 vol. gr. in-8 avec 221 figures en noir et en couleurs. . . **25** fr.

MASSON ET Cⁱᵉ, ÉDITEURS

*Vient de paraître :*

## M. NICOLLE, E. CÉSARI, C. JOUAN.
### de l'Institut Pasteur.

# Toxines
# et Antitoxine

*Un volume de* 123 *pages* . . . . . . . **5 fr. net** (Majoration comprise.)

## A. BESREDKA
### Professeur à l'Institut Pasteur.

# Anaphylaxie
# et Antianaphylaxie

### Préface de E. ROUX, Membre de l'Institut.

1 *vol. in-8 de* 160 *pages* . . . . . . . . . . . . . **4 fr.**

## A. PRENANT          L. MAILLARD          P. BOUIN
### Professeur          Chef des trav. de Chim. biol.          Professeur agrégé
### à la Faculté de Paris.          à la Faculté de Paris.          à la Faculté de Nancy.

# Traité d'Histologie

TOME I. — *CYTOLOGIE GÉNÉRALE ET SPÉCIALE..* (**Épuisé**).

TOME II. — *HISTOLOGIE ET ANATOMIE.* 1 *volume gr. in-8 de*
1210 *pages avec* 572 *fig. dont* 31 *en couleurs* . . . . . . . . **50 fr.**

## PRENANT
### Professeur à la Faculté de Médecine de Nancy.

# Éléments d'Embryologie
## de l'Homme et des Vertébrés

TOME I. — **Embryogénie.** 1 *vol. in-8,* 299 *fig. et* 4 *planches.* **16 fr.**

TOME II. — **Organogénie.** 1 *vol. in-8 de* 856 *pages avec* 381 *fig.* **20 fr.**

MASSON ET Cⁱˢ, ÉDITEURS

AXENFELD

# Traité d'Ophtalmologie

Traduction française du Dʳ MENIER

1 *vol. in-8 de* 790 *pages avec* 12 *planches en couleurs et* 549 *fig.* **30** fr.

MAY

Chirurgien chargé des Services d'ophtalmologie des hôpitaux de New York

# Manuel
# des Maladies de l'Œil

Traduction par P. BOUIN
Professeur à la Faculté de Nancy,

3ᵉ *édition française de* 1914.

*In-16*, 456 *pages*, 365 *figures et* 22 *planches avec* 72 *figures en couleurs*, *cartonné*. . . . . . . . . . . . . . . . . . . . . . **8** fr.

Th. HEIMAN

# L'Oreille et ses maladies

2 *vol. in-8 de* 1462 *pages avec* 167 *figures* . . . . . . . . . . **40** fr.
*Cet ouvrage se vend relié au prix de* . . . . . . . . . . **46** fr.

Dʳ Alb. TERSON

## Ophtalmologie du Médecin praticien

Broché . . . . . . . **12** fr. **net**. — *Cartonné* . . . . . . **14.50** net

G. LAURENS

## Oto-Rhino-Laryngologie du Médecin praticien

3ᵉ *édition, relié carton souple* . . . . . . . . . . . . . . **15** fr. net

Louis MARTIN         Auguste PETTIT

# Spirochètose ictérohémorragique

1 vol. gr. in-8 de 284 pages, 29 fig., 13 planches . . . . . . **15** fr.

## A. LAVERAN
Professeur à l'Institut Pasteur, Membre de l'Institut

# Leishmanioses

## Kala-Azar, Bouton d'Orient, Leishmaniose Américaine

1 vol. in-8 de 515 pages, 40 figures, 6 planches hors texte en noir
et en couleurs. . . . . . . . . . . . . . . . . . . . .. **15** fr.

## A. LAVERAN
Membre de l'Institut.

## F. MESNIL
Professeur à l'Institut Pasteur.

# Trypanosomes et Trypanosomiases

2ᵉ édition, 1 vol. gr. in-8 de 1008 pages avec 198 figures **25** fr.

## R. SABOURAUD
Directeur du Laboratoire Municipal à l'Hôpital Saint-Louis.

# Maladies du Cuir Chevelu

TOME I. — *Maladies séborrhéiques,* 1 vol. gr. in-8 . . . . . . **10** fr.
TOME II. — *Maladies desquamatives.* 1 vol. gr. in-8 . . . . . **22** fr.
TOME III. — *Maladies cryptogamiques.* 1 vol. gr. in-8. . . . **30** fr.

# La Pratique Dermatologique

PUBLIÉ SOUS

la Direction de MM. Ernest BESNIER, L. BROCQ et L. JACQUET

4 *volumes* **156** fr. — TOME I : **36** fr. — TOMES II, III, IV, chacun : **40** fr.

P. POIRIER — A. CHARPY

# Traité
# d'Anatomie Humaine

NOUVELLE ÉDITION, ENTIÈREMENT REFONDUE PAR

A. CHARPY          et          A. NICOLAS
Professeur d'Anatomie à la Faculté          Professeur d'Anatomie à la Faculté
de Médecine de Toulouse.          de Médecine de Paris.

G. AMOEDO, ARGAUD, A. BRANCA, R. COLLIN, B. CUNÉO, G. DELAMARE,
Paul DELBET, DIEULAFÉ, A. DRUAULT, P. FREDET, GLANTENAY,
A. GOSSET, M. GUIBÉ, P. JACQUES, Th. JONNESCO, E. LAGUESSE,
L. MANOUVRIER, P. NOBÉCOURT, O. PASTEAU, M. PICOU, A. PRENANT
H. RIEFFEL, ROUVIÈRE, Ch. SIMON, A. SOULIÉ, B. de VRIESE,
WEBER.

**P. POIRIER**
Professeur d'Anatomie
à la Faculté de Paris.

**B. CUNÉO**
Professeur agrégé
à la Faculté de Paris.

**A. CHARPY**
Professeur d'Anatomie
à la Faculté de Toulouse.

# Abrégé d'Anatomie

TOME I. — *Embryologie — Ostéologie — Arthrologie — Myologie.*

TOME II. — *Cœur — Artères — Veines — Lymphatiques — Centres nerveux — Nerfs crâniens — Nerfs rachidiens.*

TOME III. — *Organes des sens — Appareils digestif, respiratoire — Capsules surrénales — Appareil urinaire — Appareil génital de l'homme, de la femme — Périnée — Mamelles — Péritoine.*

3 volumes in-8°, 1620 pages, 976 figures, reliés toile. . . . . **50 fr.**

**Georges GÉRARD**
Agrégé des Facultés de Médecine.
Chef des travaux anatomiques à la Faculté de Lille

# Manuel
# d'Anatomie humaine

1 vol. in-8 jésus de 1176 pages, avec 900 figures, d'après les planches d'enseignement de Farabeuf. Cartonné. . . . . . . . . . . **30 fr.**

**Léon BÉRARD**
Professeur de clinique chirurgicale.

**Paul VIGNARD**
Chirurgien de la Charité (Lyon).

# L'Appendicite
## Étude clinique et critique

1 vol. gr. in-8 de 888 pages avec 158 figures dans le texte. . . **18 fr.**

**J. FIOLLE** et **J. DELMAS**

# Découverte
# des Vaisseaux profonds
## par des voies d'accès larges
### Avec Préface de M. Pierre DUVAL

1 vol. in-8 de 128 pages et figures de M. H. Beaufour. Prix. **5 fr.**

# Précis de
# Technique Opératoire

## PAR LES PROSECTEURS DE LA FACULTÉ DE MÉDECINE DE PARIS

**Pratique courante et Chirurgie d'urgence,** par V. VEAU. 5ᵉ édit.
**Tête et cou,** par CH. LENORMANT. 5ᵉ édition.
**Thorax et membre supérieur,** par A. SCHWARTZ. 4ᵉ édition.
**Abdomen,** par M. GUIBÉ. 4ᵉ édition.
**Appareil urin. et app. génit. de l'homme,** par P. DUVAL. 4ᵉ édit.
**Appareil génital de la femme,** par R. PROUST. 4ᵉ édition.
**Membre inférieur,** par GEORGES LABEY. 4ᵉ édition.

*Chaque vol. illustré de nombreuses fig., la plupart originales.*
*Broché, 6 fr. net ; Cartonné, 7 fr. net.*

---

### Th. TUFFIER
Professeur agrégé à la Faculté de Médecine
de Paris.
Chirurgien de l'Hôpital de la Pitié.

ET

### P. DESFOSSES
Chirurgien de l'Hôpital Britannique
de Paris.

# Petite Chirurgie
# pratique

## CINQUIÈME ÉDITION, REVUE ET AUGMENTÉE

*Un vol. in-8 de 714 pages, 419 fig., relié carton souple.* **20 fr. net**

### Extrait de la préface :

FIDÈLES aux enseignements de la guerre, cette grande éduca-
trice, nous avons dans cette 5ᵉ édition, remanié entièrement
« les chapitres qui ont trait aux pansements des plaies et au
« traitement des fractures, nous avons ajouté toutes les nou-
« velles techniques, telles que la transfusion du sang, qui sont
« passées du domaine de la grande chirurgie dans le domaine
« de la pratique courante. »

MASSON ET C⁰, ÉDITEURS

*Aug.* BROCA

Professeur d'opérations et d'appareils à la Faculté de Paris.

# Chirurgie Infantile

1 *vol. in-8 jésus de* 1136 *pages avec* 1259 *figures, cartonné* . . **25** fr.

L. OMBRÉDANNE

Professeur agrégé à la Faculté de Médecine de Paris,
Chirurgien de l'Hôpital Bretonneau.

# Technique Chirurgicale
## Infantile

1 *vol. in-8 de* 342 *pages avec* 210 *figures* . . . . . . . . . . **7** fr.

# Traité Médico-Chirurgical
## des
# Maladies de l'Estomac
## et de l'Œsophage

Par MM.

**A. MATHIEU**
Médecin de l'Hôpital
St-Antoine.

**L. SENCERT**
Professeur ag. à la Faculté
de Nancy.

**Th. TUFFIER**
Professeur ag., Chirurgien
des Hôpitaux.

AVEC LA COLLABORATION DE :

**J. CH.-ROUX**    **ROUX-BERGER**    **F. MOUTTER**

1 *vol. gr. in-8 de* 934 *pages avec* 300 *figures dans le texte.* . . **20** fr.

MASSON ET Cⁱᵉ, ÉDITEURS

**A. RIBEMONT-DESSAIGNES**
Professeur à la Faculté de Paris.

**G. LEPAGE**
Professeur agr. à la Faculté de Paris.

# Traité
# d'Obstétrique

*8ᵉ édition. 1574 pages avec 587 figures. Relié toile.* . . . **32** fr.

*Relié en deux volumes.* . . . **35** fr.

---

## COUVELAIRE
Professeur de Clinique obstétricale à la Faculté de Paris.

# Chirurgie utérine
# obstétricale

*I vol. in-4 de 224 pages avec 44 planches hors texte, cartonné.* **32** fr.

---

## WALLICH
Professeur agrégé à la Faculté de Paris.

# Éléments d'Obstétrique

*3ᵉ édition. I vol. in-18 de 776 pages, cartonné* . . . . . . . . **10** fr.

---

**FARABEUF** *et* **VARNIER**
Professeur à la Faculté de médecine de Paris.      Professeur agrégé à la Faculté.

## Introduction
## à la Pratique des Accouchements

*4ᵉ édition. I vol. in-4 de 488 pages avec 375 figures* . . . . . **20** fr.

---

## VARNIER
Professeur à la Faculté. Accoucheur des hôpitaux.

# La Pratique des Accouchements
## Obstétrique journalière

*Un volume in-8 de 440 pages avec 386 figures, relié* . . . . . **26** fr.

*M. LERMOYEZ*

Membre de l'Académie de Médecine, Médecin des Hôpitaux de Paris.
Chef du Service oto-rhino-laryngologique de l'Hôpital Saint-Antoine.

# Notions pratiques d'Electricité

### à l'usage des Médecins, avec renseignements spéciaux pour les oto-rhino-laryngologistes

1 *vol. gr. in-8 de* 876 *pages avec* 426 *fig., élégant cartonnage.* . **20** fr.

---

*H. GUILLEMINOT*

Chef des travaux pratiques de physique biologique.

# Electricité Médicale

1 *volume in-16 de* 680 *pages,* 82 *figures et* 13 *planches.* . . **10** fr.

---

*H. GUILLEMINOT*

Chef des travaux pratiques de Physique biologique à la Faculté de Paris.

# Les Nouveaux Horizons de la Science

TOME I. — **La matière. La molécule. L'atome**. . . **4** fr.
TOME II. — **L'électricité. Les radiations. L'éther** . . . **6** fr.
TOME III. — **La matière vivante** . . . . . . . . . . . . **6** fr.
TOME IV. — **La vie** : *Ses fonctions. Ses origines. Sa fin* . **10** fr.

---

*VAN TIEGHEM et J. COSTANTIN*

Membres de l'Institut.

# Éléments de Botanique

5ᵉ *édition revue.* 2 *vol. in-18 avec figures* . . . . . . . . . **14** fr.

F. JAUGEAS
Assistant de radiothérapie à l'Hôpital Saint-Antoine.

# Précis de

# Radiodiagnostic

## Technique et Clinique

DEUXIÈME ÉDITION REVUE ET AUGMENTÉE

*Un vol. de 550 pages, 220 figures et 63 planches hors texte. .* **20** fr.

*L'ouvrage se vend relié au prix de* **24** fr.

CETTE édition n'est pas seulement *considérablement augmen-tée*; elle tient compte de la grande expérience de la guerre qui a affermi et étendu le domaine de la radiographie; elle comprend des remaniements importants.

H. PILON

# Le Tube Coolidge

## Ses Applications scientifiques médicales et industrielles

*Un volume in-8 de 86 pages avec 58 figures dans le texte.* **4** fr. **net.**

Dʳ ARCELIN
Chef de service de Radiologie à l'Hôpital Saint-Joseph
et à l'Hôpital Saint-Luc.

# L'Exploration radiologique
## des Voies Urinaires

*1 vol. gr. in-8 de 175 pages avec figures et 6 planches hors texte.* **6** fr.

# " COLLECTION HORIZON "

## CHACUN DES VOLUMES 4 FRANCS

Les Fractures de l'Orbite par Projectiles de guerre, — par Félix LAGRANGE. (77 fig. dans le texte et 6 planches hors texte.)

Les Blessures de l'abdomen, — par J. ABADIE (d'Oran), avec Préface du D' J.-L. FAURE. (Deuxième édition revue.)

La Suspension dans le Traitement des Fractures. Appareils Anglo-Américains, — par P. DESFOSSES et CHARLES-ROBERT.

Gun-Shot Fractures of the Extremities, — by BLAKE.

Localisation et extraction des projectiles, — par OMBRÉ-DANNE et R. LEDOUX-LEBARD. (Deuxième édition.)

## Leçons de
# Chirurgie de guerre

PUBLIÉES SOUS LA DIRECTION DE CL. REGAUD

Par MM. GUILLAIN, JEANBRAU, LECÈNE, LEMAITRE, LERICHE, MAGITOT, MOCQUOT, NOGIER, OKINCZYC, PIOLLET, POLICARD, ROUX-BERGER, TISSIER.

*Un volume grand in-8 de 396 pages.* . . . . . . . . . . **9 fr.**

### Paul ALQUIER                    J. TANTON

# Appareillage dans les Fractures de Guerre

*1 vol. in-8 de 250 pages.* . . . . . . . . . . . . . . . . **7 fr. 50**

### Henri HARTMANN
Professeur de Clinique chirurgicale.

# Les Plaies de guerre

*Un volume gr. in-8 de 200 pages.* . . . . . . . . . . . . . **8 fr.**

### D' G. VALOIS
Membre de la Société d'Ophtalmologie de Paris.

# Les Borgnes de la guerre

*1 vol. gr. in-8 de 224 pages.* . . . . . . . . . . . . . . **12 fr.**

### Félix LAGRANGE
Professeur à la Faculté de médecine de Bordeaux.

# Atlas d'Ophtalmoscopie de guerre

*1 vol. gr. in-8 de 188 pages.* . . . . . . . . . . . . . . **35 fr.**

OUVRAGES DE
### *H. HARTMANN*
Professeur de Clinique à la Faculté de Paris.

# Gynécologie opératoire

Un volume du *Traité de Médecine opératoire*
*et de Thérapeutique chirurgicale.*

1 *vol. gr. in-8 de 500 pages, 422 fig. dont 80 en couleurs, cart.* **20 fr.**

# Organes génito-urinaires
## de l'homme

Un volume du *Traité de Médecine opératoire*
*et de Thérapeutique chirurgicale.*

1 *volume gr. in-8 de 432 pages avec 412 figures* . . . . . . . **15 fr.**

# Travaux de Chirurgie
## anatomo-clinique

*Quatre volumes grand in–8.*

1ʳᵉ Série : **Voies urinaires. Estomac,** avec B. Cunéo, Delaage, P. Lecène, Leroy, G. Luys, Prat, G.-H. Roger, Soupault. **15 fr.**

2ᵉ Série : **Voies urinaires. — Testicule,** avec la collaboration de B. Cunéo, Esmonet, Lavenant, Lebreton et P. Lecène. . **15 fr.**

3ᵉ Série : **Chirurgie de l'Intestin,** avec la collaboration de Lecène et J. Okinczyc . . . . . . . . . . . . . . . . . **16 fr.**

4ᵉ Série : **Voies urinaires,** avec la collaboration de B. Cunéo, Delamare, V. Henry, Küss, Lebreton et P. Lecène. . **16 fr.**

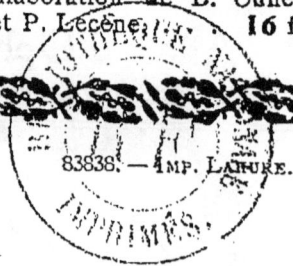

83838. — IMP. LAHURE.